Vorwort

Reichen 2 Tage?

Humangenetik in 2 Tagen will und kann keines der etablierten Lehrbücher der Humangenetik für Mediziner ersetzen, ergänzt dieses jedoch auf optimale Weise, da genau die Fakten systematisch präsentiert werden, die jede Studentin und jeder Student unbedingt wissen muss.

Es ist gedacht zur **schnellen Wiederholung** und zielgerichteten Vorbereitung für den Zweiten Abschnitt der Ärztlichen Prüfung (M2) - *in etwa 2 Tagen*. Außerdem hat sich das Skript als sehr beliebt bei den **Studierenden zu Beginn des Medizinstudiums** erwiesen, die schon frühzeitig wissen möchten, welche Fakten der Humangenetik sie auch langfristig behalten müssen. Ein positiver Aspekt der Prüfungsfragen in der Humangenetik war, dass man bisher mit Wissen einer relativ **überschaubaren Zahl von Fakten** ein gutes bis sehr gutes Ergebnis erreichen konnte. Genau diese Fakten werden in *Humangenetik in 2 Tagen* wiederholt - auf jeglichen zusätzlichen Ballast wurde bewusst verzichtet.

Grundsätzlich ist nur der Stoff berücksichtigt, der schon im alten Ersten Abschnitt (1. Staatsexamen) bzw. nun in den Fragen und Fällen im neuen M2 abgefragt wurde, um so eine **optimale kurzfristige Vorbereitung** zu gewährleisten.

Die **sehr großzügige Gestaltung** ermöglicht es jederzeit zusätzliche Informationen an der richtigen Stelle einzufügen.

Abgerundet wird *Humangenetik in 2 Tagen* durch **über 50 eingestreute Fragen**, deren **Lösung** sich jeweils mit einer häufig sehr detaillierten Erläuterung im Kapitel 12 findet und ein **ausführliches Stichwortverzeichnis** am Ende.

Humangenetik in 2 Tagen basiert auf weit **über 150 Vorbereitungs-Kursen**, die der Autor an der Johann Wolfgang Goethe-Universität in Frankfurt und bei Medi-Learn, Marburg abgehalten hat und ist weitestgehend eine aktualisierte Fassung seines Unterrichtsskripts. Die hier vorliegende 3. Auflage wurde erneut **vollständig überarbeitet**, wobei vor allem auch die neuen Fragen bis einschließlich **Frühjahr 2011** berücksichtigt wurden.

Eure Meinung

Besonders wichtig sind uns Eure Rückmeldungen! Auch wenn die Vorläufer dieses Skripts seit nunmehr über 20 Jahren im Unterricht verwendet werden, ist dies erst die dritte Auflage, die außerhalb der Vorbereitungskurse und damit ohne die Möglichkeit der sofortigen Nachfrage angeboten wird.

Eine Ausweitung dieses Konzepts auf andere Fächer ist geplant.

Wir wünschen Euch viel Erfolg bei der Bearbeitung von *Humangenetik in 2 Tagen* und vor allem **beim wirklichen „Hammerexamen"**!

London, im Juni 2011   das cAMP-Team

Inhaltsverzeichnis

Vorwort		3
1	Molekulare Grundlagen der Humangenetik	5
2	Mutationen beim Menschen und ihre Folgen für die Gesundheit	8
3	Chromosomen des Menschen	11
4	Chromosomenaberrationen	14
5	Formale Genetik (Mendel-Erbgänge)	24
6	Multifaktorielle (polygene) Vererbung	46
7	Zwillinge in der humangenetischen Forschung	49
8	Populationsgenetik	52
9	Stoffwechseldefekte und deren Folgen	58
10	Genetische Diagnostik und Beratung	59
11	Möglichkeiten des genetischen Abstammungsnachweises	62
12	Lösungen	64
13	"Liste von Erbkrankheiten"	72
14	Stichwortverzeichnis	73

Humangenetik in 2 Tagen
3. aktualisierte Auflage

Published by
clear Answer Medical Publishing Limited
128A Queens Court
Queensway
London W2 4QS
UK

Fax: 0044-20-72 29 08 93

cAMP-Kontakt in Deutschland
Postfach 17 05 06
60079 Frankfurt am Main

Fax: 0049-69-97 20 66 28

Internet
http://www.cAMP-books.com

E-Mail
info@cAMP-books.com

Herausgeber und Autor
cand. psych. Frank Seibert-Alves B. Med. Sci., Arzt

Lektorat
HUDSEI

Druck
Manuel de Oliveira, Lda., Braga, Portugal

© clear Answer Medical Publishing Ltd, 2011

ISBN-10 1-903573-23-8
ISBN-13 978-1-903573-23-5

---

diese Auflage ist

Clarissa Lisabel

* 18.08.2010

gewidmet

Die Wiedergabe von Gebrauchsnamen, Handelsnamen, Warenbezeichnungen usw. in diesem Band berechtigt auch bei Fehlen einer besonderen Kennzeichnung nicht zur Annahme, dass solche Namen im Sinne der Warenzeichen- und Markenschutzgesetzgebung als frei zu betrachten wären und daher von jedermann benutzt werden dürften.

Produkthaftung: Vom Verlag kann keine Gewähr für Angaben über Dosierungsanweisungen und Applikationsformen übernommen werden. Derartige Angaben müssen im Einzelfall anhand anderer Literaturstellen auf ihre Richtigkeit und Aktualität hin überprüft werden.

Verlag, Lektorat, Autor und Herausgeber haben sich bei der Erstellung der Texte um größtmögliche sachliche Richtigkeit bemüht. Eine Gewähr für die Angaben kann jedoch in keinem Fall übernommen werden.

Dieser Band ist urheberrechtlich geschützt.

All rights reserved. No part of this publication may be used or reproduced in any manner whatsoever without the prior written permission of the copyright holder except in accordance with the provisions of the Copyright, Designs and Patents Act 1988. Applications for the copyright holder's written permission to reproduce any part of this publication should be addressed to: clear Answer Medical Publishing Ltd, 128A Queens Court, Queensway, London W2 4QS, UK.

First edition published in 2003 and second edition published in 2008 by clear Answer Medical Publishing Limited.

1 Molekulare Grundlagen der Humangenetik

Genetischer Code

- ist **degeneriert**
- ist **universell** (gilt u.a. für Viren, Bakterien und Menschen)
- **jedoch**: der genetische Code der **mitochondrialen DNA** des Menschen zeigt **Abweichungen** von dem der Kern-DNA

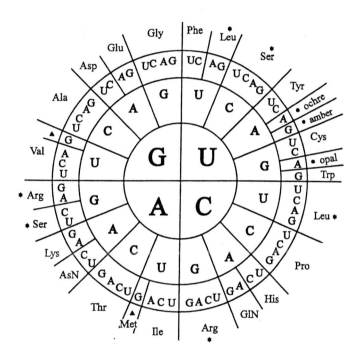

Abb. 1.1 **Code-Sonne.**

DNA (Eukaryonten)

- Doppelstrang (mRNA: Einzelstrang)
- kommt im menschlichen Organismus im Zellkern und in den **Mitochondrien** vor
- in der Evolution hat eine Duplikation einzelner Gene stattgefunden
- die Gene sind von unterschiedlicher Länge
- enthält ausgedehnte Abschnitte **repetitiver** Sequenzen
- erhebliche Anteile der DNA enthalten keine Strukturinformation
- die zu transkribierende Information ist von nicht-kodierenden DNA-Abschnitten unterbrochen

Exon
- genetische Information, die in Protein übersetzt wird

Intron
- ist ein Abschnitt der DNA, der
  - innerhalb eines Gens liegt und von unterschiedlicher Länge sein kann
  - Informationen enthält, die keine Entsprechung in der Struktur (= Aminosäure-Sequenz) des Translationsproduktes (= biologisch aktives Protein) haben
  - für RNA-Sequenzen kodiert, die bei der Bildung der reifen mRNA exzidiert (entfernt) werden

mRNA
- unterliegt nach der Transkription Veränderungen (posttranskriptionale Modifikationsschritte, "processing"), bevor es zur Translation kommt
- die **reife mRNA** der Eukaryonten enthält
  - eine CAP-Sequenz
  - Exons
  - einen Poly-A-Schwanz

Splicing (Spleißen)
- das Zusammenfügen der den Exons eines Gens entsprechenden Sequenzen der reifen mRNA

Eukaryonten / Prokaryonten

verschiedener Genaufbau
- das Abwechseln von Exons und Introns ist typisch für das **Eu**karyonten-Genom (die Genome der Prokaryonten besitzen **keine** Introns)

verschiedene Regulation der Genaktivität
- Prokaryonten:
  - Regulatoren und Operator (Hypothese von Jacob und Monod)
- Eukaryonten (Einwirkung haben):
  - Hormone
  - die Inaktivierung einzelner Chromosomen oder Chromosomenabschnitte
  - die Anlagerung (Anwesenheit) von sauren Proteinen des Zellkerns (Non-Histon-Proteine)
  - die Anlagerung (Anwesenheit) von Histonen (basische Proteine)

Mitochondrien

- enthalten ringförmige doppelsträngige DNA-Moleküle (mtDNA) und eigene Ribosomen
- enthalten Gene, deren Produkte für die Funktionsfähigkeit der Atmungskette wichtig sind
- enthalten nur einen Teil der zur Funktion des Organells notwendigen Gene
- die meisten mitochondrialen Proteine werden von Genen des **Zellkerns kodiert** und an freien Ribosomen im Zytoplasma synthetisiert und in die Mitochondrien importiert
- ihre Gene:
  - zeigen bei der Vererbung Abweichungen von den Mendel-Vererbungsregeln
  - sind Ursache der zytoplasmatischen oder extranukleären Vererbung
  - werden **nur von der Mutter** auf alle Kinder übertragen (maternale Vererbung)
- Mutationen der mitochondrialen DNA des Menschen können die Ursache von Erkrankungen sein
- mitochondrial bedingte Krankheiten zeigen eine große Variabilität in Bezug auf den Schweregrad der Erkrankung

Lebersche Optikusatrophie

- beruht auf einer Mutation im mitochondrialen Genom
- es können sowohl Männer als auch Frauen betroffen sein
- die Vererbung kann **von der Mutter** auf den Sohn / die Tochter erfolgen
- in einer Zelle kann **Heteroplasmie** (das gleichzeitige Vorkommen von Mitochondrien mit mutierter DNA und von Mitochondrien mit nicht-mutierter DNA in einer Zelle) vorkommen

2 Mutationen beim Menschen und ihre Folgen für die Gesundheit

Mögliche Ursachen von Mutationen

- chemische Substanzen (z.B.: Zytostatika, Nitrosamine, Aflatoxine)
- Viren
- UV-Strahlung
- ionisierende Strahlung
- **nicht**: diagnostische Ultraschall-Untersuchungen

Punktmutationen

- treten als Folge von ionisierenden Strahlen gehäuft auf
- bleiben in Introns häufig unerkannt
- betreffen bei Substitutionen nur ein einziges Basenpaar
- führen **nicht immer** zu Veränderungen der Aminosäure-Sequenzen

Sichelzellanämie

- typischerweise betroffene ethnische Gruppe: Westafrikaner
- durch relative **Malaria-Resistenz der Heterozygoten**, kommt es zu der hohen Frequenz des Sichelzellengens in Malaria-verseuchten Gebieten
- das Gen für Sichelzellhämoglobin hat in einzelnen Bevölkerungen eine Häufigkeit von über 10%
- Grundlage der Sichelzellenanämie ist eine Mutation des Gens der **β-Kette** des Hämoglobins
- der Mechanismus, der zur Genveränderung führt, die Ursache der Sichelzellanämie ist, ist **singulärer Basenaustausch**
- ist pränatal mit DNA-analytischen Methoden **direkt diagnostizierbar**, weil bei der Sichelzellenanämie die entsprechende Mutation im Gen für die β-Kette des Hämoglobins eine **normalerweise vorhandene Schnittstelle** für ein Restriktionsenzym **beseitigt**.
- das Gen für HbS führt im homozygoten Zustand zu einer Verminderung der Fortpflanzungsfähigkeit und Lebenserwartung
- es gibt am gleichen Genort wie HbS weitere Mutationen, die sich unterschiedlich ausdrücken (multiple Allele)

Frame shift-Mutation

- bezeichnet die Verschiebung des Leserahmens eines Gens
- kann durch folgende Mutationsmechanismen verursacht werden
  - **Deletion** einer **nicht** durch 3 teilbaren Anzahl von Basen
  - **Insertion** einer **nicht** durch 3 teilbaren Anzahl von Basen
  - **Duplikation** einer **nicht** durch 3 teilbaren Anzahl von Basen
  - **nicht**: Substitution (Austausch) von Basen
- bewirkt, dass alle Tripletts hinter der Veränderung falsch abgelesen werden

Two-Hit-Modell (Zwei-Treffer-Theorie) von Knudson

- wird z.B. zur Erklärung des familiären Auftretens des Retinoblastoms bei der erblichen Form des Retinoblastoms verwendet
- der „erste Treffer" ist (am ehesten) das Entstehen einer Mutation innerhalb der Keimbahn

Mutationsrate (µ)

- bezeichnet die Häufigkeit von Mutationen pro Genort und Generation
- ist für verschiedene Genorte unterschiedlich hoch
- wird durch höhere Strahlenexposition in einer Bevölkerung verändert
- folgende Faktoren **erhöhen** die Neumutationsrate in Keimbahnzellen beim Menschen:
  - hohes Alter des Vaters (z.B. bei der Achondroplasie)
  - Viren
  - Zytostatika
  - ionisierende Strahlung

Mutationsraten-Bestimmung

indirekte Methode

- hierbei wird die Fortpflanzungsneigung der Erbkranken berücksichtigt, weil der Berechnung die Annahme eines Gleichgewichts zwischen Mutation und Selektion zugrunde liegt

direkte Methode

- $$\left[\mu = \frac{\text{Zahl der Neumutationen}}{2 \times \text{Gesamtgeburtenzahl}} \right]$$

Frage 2-1
In einer Bevölkerung, in der praktisch alle Geburten in der Klinik stattfinden, werden unter 100 000 Neugeborenen 4 mit einem bestimmten autosomal-dominant erblichen frühletalen Syndrom gefunden.

Wie hoch ist die Mutationsrate für den betreffenden Genort zu errechnen?

[1 zu _____]

Onkogene

- haben in manchen Familien mit gehäuft auftretenden Tumoren Bedeutung und werden nach den Mendelschen Regeln vererbt
- können im menschlichen Genom in inaktiver Form vorhanden sein
- können durch Störung normaler Regulationsvorgänge zur malignen Transformation einer Zelle führen
- können durch die folgenden Faktoren aktiviert werden:
    - Chromosomentranslokation
    - Punktmutation
    - Deletion von Tumor-Supressor-Genen
    - Virusinfektion
    - **nicht**: bakterielle Infektion

Tumor-Supressor-Gene

- sind physiologische Regulatorgene des Zellwachstums
- üben auf die Zellproliferation einen <u>hemmenden</u> Einfluss aus
- können im Normalgewebe mittels DNA-Analysen nachgewiesen werden
- können durch Mutation auf Keimbahnebene zur Entstehung von hereditären Tumoren beitragen
- der (Funktions-)Verlust eines Tumor-Supressor-Gens verursacht einen Teil der Wilms-Tumore (Nephroblastome)
- können inaktiviert werden durch:
    - Deletion
    - Hypermethylierung

3 Chromosomen des Menschen

Unterschied von Mann und Frau (Karyotyp)

- die Frau hat ein metazentrisches Chromosom der C-Gruppe mehr, dafür ein kleines **akro**zentrisches Chromosom weniger

Untersuchungsmaterial

vollständiger Karyotyp

- Hautbiopsie
- Faszienbiopsie
- Knochenmark
- peripheres Blut
- **nicht: Abstrich der Mundschleimhaut**

Kerngeschlecht

- z.B. Mundschleimhautzellen (Barr-Körperchen)
- z.B. Blutausstrich (Y-Chromatin)
- polymorphkernige Leukozyten (Drumstick)

Barr-Körper(chen) (X-Chromatin)

- maximal in einem Zellkern darstellbare Zahl:
  Zahl der X-Chromosomen minus 1

der als Lyonisierung bezeichnete Vorgang

- führt zu einem oder mehreren als Barr-Körperchen darstellbaren Chromosomen
- führt zu einem oder mehreren spät replizierenden X-Chromosomen
- erfolgt bei der normalen Frau nach zufälliger Verteilung an jeweils einem X-Chromosom jeder Zelle in der frühen Embryonalentwicklung
- kann zur klinisch erkennbaren Ausprägung eines X-chromosomal-rezessiven Gens bei einer heterozygoten Trägerin führen – insbesondere durch eine zufällige Abweichung der Verteilung von Zellen mit inaktiviertem väterlichen bzw. mütterlichen X-Chromosom
- **nicht**: bezeichnet die von Lyon beschriebene Inaktivierung **aller** Gene eines X-Chromosoms in jeder weiblichen Zelle

Frage 3-1

Die Untersuchung des Geschlechtschromatins bei einer phänotypisch weiblichen Patientin ergibt in 37% der Zellkerne ein X-Chromatin. Die übrigen Zellkerne zeigen kein X-Chromatin.

Welcher der folgenden Karyotypen liegt wahrscheinlich vor?

(A) 45,X

(B) 46,XX

(C) 46,XY / 45,X

(D) 46,XX / 45,X

(E) 47,XXX

Pseudohermaphroditismus masculinus

Ursachen

- Störungen der Steroidhormonsynthese auf einer sehr frühen Stufe
- fehlende Umwandlung von Testosteron zu Dihydrotestosteron
- **klassische testikuläre Feminisierung**
  - X-chromosomal-rezessive Vererbung
  - beruht auf einem **Rezeptordefekt** → die Endorgane sprechen **nicht** auf das vorhandene Testosteron an
  - Betroffene zeigen im allgemeinen dem männlichen Geschlecht entsprechende oder höhere Konzentration des Testosterons im Serum
  - es kommt zur Ausprägung eines äußerlich **weiblichen** Habitus (z.B. normale Ausbildung der weiblichen Brust) bei einem Individuum mit dem Karyotyp **46, XY**
  - charakteristischer Befund: fehlender Uterus und fehlende Adnexe
  - geht **nicht** mit geistiger Behinderung einher
  - Betroffene zeigen mangelnde Ausbildung der Körperbehaarung (Axillae, Pubes) → sog. "hairless women"

Pseudohermaphroditismus **femininus**

Adrenogenitales Syndrom (kongenitale Nebennierenrinden-Hyperplasie)

- autosomal-rezessive Vererbung
- wird durch einen metabolischen Block in der Hormonproduktion (Mangel eines Enzyms im Steroidstoffwechsel) verursacht
- **21-Hydroxylase-Mangel** ist die häufigste Ursache (der Genlocus für die 21-Hydroxylase ist eng mit den Loci für die HLA-Gruppen gekoppelt → diese Kopplung ist von besonderer Bedeutung für die pränatale Diagnostik)
- geht bei weiblichen Neugeborenen häufig mit Anomalien des äußeren Genitales einher
- charakteristischer Befund beim Mädchen: Klitorishypertrophie und Virilisierung
- geht bei männlichen Neugeborenen im allgemeinen **nicht** mit Anomalien des äußeren Genitales einher
- wurde bereits ein Kind mit adrenogenitalem Syndrom (21-Hydroxylase-Defekt) mit Salzverlust geboren, so ist die prophylaktische Behandlung mit Glukokortikoiden und Mineralokortikoiden der Mutter im ersten Trimenon in nachfolgenden Schwangerschaften eine mögliche Therapie → nach dem ersten Trimenon wird aufgrund des Geschlechts des Kindes bzw. einer molekulargenetischen Pränataldiagnostik über eine Weiterbehandlung entschieden

Translokation des SRY-Gens auf ein X-Chromosom

- kann der Grund dafür sein, wenn bei einem zweijährigen Jungen der Karyotyp 46,XX gefunden wird

Standesamtliches Geschlecht

- die Anlage der sekundären Geschlechtsmerkmale sollte entscheidend sein
- muss **nicht** nach dem chromosomalen Geschlecht festgelegt werden

KF 3-1
Bei einem Neugeborenen mit intersexuellem Genitale, eher weiblicher Phänotyp mit Klitorishypertrophie, und ohne tastbare Testes ist in erster Linie die folgende Diagnose zu erwägen: _____

4 Chromosomenaberrationen

4.1 Strukturelle Chromosomenaberrationen

Deletion

- Verlust eines Chromosomenabschnitts
- hat meist größere phänotypische Ausfälle zur Folge als eine Duplikation

Katzenschrei-Syndrom (Cri-du-chat-Syndrom)

- Karyotyp: 46, XX, **5p-** oder 46, XY, **5p-**
- Deletion eines kurzen Arms des Chromosoms 5 beim Menschen
- es liegt eine **partielle Monosomie** vor
- geht mit geistiger Behinderung einher

Isochromosom

- beide Chromosomenarme sind identisch
- meist verursacht durch eine transversale Teilung des Zentromers

Inversion

- Drehung eines Chromosomenstücks innerhalb eines Chromosoms um 180°
- lässt die Menge des genetischen Materials unverändert
- verändert in jedem Fall die Reihenfolge der Basen in der DNA
- kann zu Störungen der Meiose führen

parazentrische Inversion

- Bruchpunkte auf einer Seite des Zentromers

perizentrische Inversion

- Bruchpunkte zu beiden Seiten des Zentromers
- kann oft am Bandenmuster der Chromosomen erkannt werden

Philadelphia-Chromosom (Ph^1)

- ist ein **Chromosom 22**, dem ein Teil des q-Arms fehlt, welcher sich jedoch i. d. R. auf Chromosom 9 befindet (→ reziproke Translokation; Entstehung des **Fusionsgens** BCR-ABL)
- weist am ehesten auf eine **chronisch myeloische Leukämie** (CML) hin

4.2 Numerische Chromosomenaberrationen der Autosomen

Pätau-Syndrom

- Karyotyp: Trisomie **13** (z.B.: 47, XX, + **D**)
- Neugeborene überleben selten das 1. Lebensjahr
- tritt bei höherem Alter der Mütter häufiger auf
- charakteristische oder häufig vorhandene Symptome:
  - Hexadaktylie
  - angeborene Herzfehler
  - Mikrozephalie
  - doppelseitige Lippen-Kiefer-Gaumen-Spalte
  - tief sitzende, deformierte Ohren
  - Mikrophthalmie
  - geistige Behinderung

Edwards-Syndrom

- Karyotyp: Trisomie **18** (z.B.: 47, XX, +18)
- Neugeborene überleben selten das 1. Lebensjahr
- tritt bei höherem Alter der Mütter häufiger auf
- charakteristische oder häufig vorhandene Symptome:
  - deutliche intrauterine Wachstumsverzögerung
  - niedriges Geburtsgewicht
  - angeborene Herzfehler, z.B. Ventrikel-Septum-Defekt (VSD)
  - kraniofaziale Dysmorphiezeichen, z.B.: prominentes Hinterhaupt, tief sitzende, deformierte Ohren, hoher schmaler Gaumen, kleiner Mund, fliehendes Kinn und gelegentlich eine Lippen-Kiefer-Gaumen-Spalte
  - Beugekontrakturen der Finger (hierbei überlagert z.B. der Zeigefinger den Mittelfinger)
  - auffällige Fußform mit abgerundeten Fußsohlen ("Wiegenkufen-Füße")
  - erhebliche Intelligenzminderung

Down-Syndrom

- Karyotyp: Trisomie **21** (z.B.: 47, XY, +21)
- Häufigkeit: ca. 1 auf 600 bis 700 Neugeborene
- das Risiko für die Geburt eines Kindes mit Down-Syndrom steigt mit zunehmendem Alter der Mutter, weil sich die Häufigkeit von **meiotischen Nondisjunction** vergrößert
- bei einer 40-jährigen Frau liegt das Risiko für die Geburt eines Kindes mit Down-Syndrom bei etwa 1:100
- neben einer freien Trisomie 21 (bei über 90 % der Patienten) existiert auch eine Translokationstrisomie 21, die durch eine Robertsonsche Translokation (zentrische Fusion) z.B. der Chromosomen 14 und 21 verursacht sein kann
- Translokationstrisomien sind **un**abhängig vom Alter der Mutter
- zwischen Patienten mit freier Trisomie und Translokationstrisomie ist klinisch typischerweise **kein** unterschiedlicher Phänotyp feststellbar
- ein erster diagnostischer Hinweis kann der Ultraschallbefund eines breiten dorsonuchalen Ödems gegen Ende des ersten Schwangerschaftstrimenons sein
- bei Neugeborenen ist eine Ultraschall-Untersuchung des Herzens sinnvoll
- Kinder haben ein erhöhtes **Leukämie-Risiko**
- charakteristische oder häufig vorhandene Symptome:
    - auffällige Fazies mit **schräg nach außen oben verlaufender Lidachse**
    - geistige Behinderung / Entwicklungsverzögerung
    - Brachyzephalus (Kurzkopf mit abgeflachtem Hinterkopf)
    - Brushfield-Flecken (kleine weiße Flecken auf der Iris)
    - Epikanthus (sichelförmige Hautfalte im inneren Augenwinkel)
    - fehlgeformte Ohrmuscheln
    - gefurchte Zunge
    - Muskelhypotonie
    - Brachydaktylie (kurze Finger)
    - Handfurchen- und Fingerleistenanomalien (Vierfingerfurche)
    - Sandalenlücke (vergrößerter Abstand zwischen erster und zweiter Zehe)
    - **Duodenalstenose** bzw. Duodenalatresie
    - Analatresie
    - angeborene **Herzfehler** (bei etwa 40 Prozent der Betroffenen), häufig ist ein Ventrikel-Septum-Defekt (VSD)

Frage 4-1

Welche der folgenden Karyotypen gehen mit klinischen Symptomen des Down-Syndroms einher?

(1) 45, XX, -14, -21, +t(14q;21q)

(2) 47, XX, +21

(3) 46, XY / 47, XY, +21

(4) 46, XX, -21, +t(21q;21q)

(5) 46, XY, -15, +t(15q;21q)

4.3 Numerische Chromosomenaberrationen der Gonosomen

(Ullrich-)Turner-Syndrom (Monosomie X)

- Karyotyp: **45, X**
- einzige mit dem Leben vereinbare Monosomie
- führt häufig zu frühen Aborten
- **Mosaike** sind häufiger als bei anderen Chromosomenanomalien, weil der Karyotyp 45, X0 in den meisten Fällen **postmeiotisch** entsteht
- Häufigkeit des Auftretens vom Alter der Mutter **un**abhängig (**Nicht**: Die Häufigkeit bei Neugeborenen nimmt mit steigendem Alter der Mutter zu.)
- charakteristische oder häufig vorhandene Symptome:
  - **Minderwuchs**
  - **Pterygium colli** (Flügelfell; frontale Hautfalte am Hals zwischen Mastoid- und Akromiongegend)
  - **Streak-Gonaden**
  - **primäre Amenorrhoe**
  - Madelung-Deformität (durch eine Wachstumsstörung der distalen Radiusepiphyse bedingte Abweichung und Minderbeweglichkeit der Hand)
  - **Aortenisthmusstenose**

Klinefelter-Syndrom

- Karyotyp: **47, XXY**
- besteht immer ein männlicher Habitus
- das Risiko steigt mit **erhöhtem Alter der Mutter** an
- charakteristische oder häufig vorhandene Symptome:
  - Hochwuchs, verursacht durch vermehrtes Wachstum der langen Röhrenknochen
  - eunuchoides Aussehen
  - Gynäkomastie
  - Osteoporose
  - unterentwickeltes äußeres Genitale (abnormal kleine Hoden)
  - erhöhte FSH-Werte
  - Sterilität infolge Störung der Spermatogenese (Azoospermie)
  - keine bis leichte bis mäßige Verminderung der Intelligenz
- es kann eine geistige Retardierung bestehen – diese ist jedoch **nicht** typisch

47, XXX-Syndrom (-Phänotyp) (Triple-X-Syndrom, Trisomie X)

- tritt bei höherem Alter der Mütter häufiger auf

47, XYY-Syndrom (-Phänotyp)

- hat unter männlichen Neugeborenen eine Häufigkeit von etwa 1:1000
- ist in der Entstehung eindeutig der Spermatogenese zuzuweisen
- beruht auf einer Non-disjunction in der 2. meiotischen Teilung
- die Männer sind häufig **hochwüchsig**
- bereits im Jugendalter kann es vermehrt zu Verhaltensauffälligkeiten kommen
- **nicht**: die Häufigkeit des Auftretens nimmt mit zunehmendem Alter des Vaters zu

4.4 Trinukleotid-Repeat-Verlängerung

bei folgenden genetisch bedingten Erkrankungen ist eine Trinukleotid-Vermehrung / Vermehrung von DNA-repeats (sog. "dynamische Mutation") als Krankheitsursache gefunden worden

- **Myotone Dystrophie** (s. Kap. 5.2)
- **Chorea Huntington** (s. Kap. 5.2)
- **Marker-X-Syndrom**
- autosomal-dominante **spinozerebelläre Ataxie**

Antizipation

- Tendenz einer Erkrankung sich von Generation zu Generation **stärker oder früher** zu manifestieren
- konnte anhand von Triplettexpansions-Erkrankungen erstmals molekular erklärt werden
- typisch z.B. für Myotone Dystrophie

Marker-X-Syndrom (Martin-Bell-Syndrom, Syndrom des fragilen X-Chromosom, Fra (x)-Syndrom, Fragiles-X-Syndrom)

- bei familiär auftretender geistiger Behinderung sollte das Vorliegen einer **brüchigen Stelle** am X-Chromosom ausgeschlossen werden
- die brüchige Stelle am langen Arm des X-Chromosoms kann pränatal diagnostiziert werden
- eine **Vermehrung von DNA-repeats** (sog. "dynamische Mutation") im Bereich Xq 27,3 ist als Hauptursache der Erkrankung gefunden worden
- es kann durch unauffällige männliche Überträger vererbt werden
- die Symptomatik des Krankheitsbildes ist meist bei Männern stärker ausgeprägt als bei Frauen
- Symptome bzw. diagnostische Zeichen (beim Mann):
  - nach der Pubertät deutlich **vergrößerte Hoden**
  - in der Regel **geistige Behinderung**
  - auffällige Fazies (längliches Gesicht mit relativ großen Ohren)
  - Hyperaktivität (ausgeprägte Unruhe) in den ersten Lebensjahren
  - mikroskopisch erkennbare Konstriktion am langen Arm eines X-Chromosoms

4.5 Gemeinsamkeiten bei Chromosomenaberationen (eine <u>Auswahl</u>!)

<u>Hochwuchs</u> meist bei folgenden Chromosomenanomalien
- 47, XXY
- 47, XYY

Folgende Chromosomenstörungen werden unter <u>Spontanaborten</u> häufiger gefunden
- 45, X
- 69, XXY
- Trisomie 16
- Trisomie 21
- <u>nicht</u>:
  - 47, XXX
  - 47, XXY

Folgende Chromosomenstörungen führen zu <u>klinischen Auffälligkeiten</u> beim Neugeborenen
- 47, XY, +13
- 47, XX, +18
- <u>nicht</u>:
  - 47, XXX
  - 47, XXY
  - 47, XYY

Zur <u>Sterilität beim Mann</u> führen in der Regel folgende Anomalien
- 47, XXY-Syndrom
- 48, XXXY-Syndrom
- Trisomie 21 (Frauen sind fertil)
- <u>nicht</u>:
  - 47, XYY-Syndrom
  - Achondroplasie

Häufigkeit von Chromosomenaberrationen

- bei Neugeborenen insgesamt: ca. **0,5%**
- bei Spontanaborten: ca. **50%**

Chromosomale Mosaike

- können entstehen durch:
  - postzygotisches Non-disjunction
  - **nicht**: meiotisches Non-disjunction (in der Meiose I oder II)
- so ist das Chromosomenmosaik 45, X / 47, XYY am wahrscheinlichsten durch Non-disjunction in der **ersten** Zellteilung der Zygote entstanden

die Trägerin einer balancierten Translokation t(14;21)

- hat **45** Chromosomen
- zeigt normalerweise keine auf die Chromosomenanomalie zurückgehenden phänotypischen Auffälligkeiten
- hat eine Anomalie, die durch mehrere Generationen unerkannt vererbt werden kann

4.6 Klinische Fälle (KF)

KF 4-1a
Bei einem phänotypisch weiblichen Neugeborenen finden sich Ödeme auf den Fußrücken und Handrücken, lockere Nackenhaut und tiefer Haaransatz im Nacken, weit seitlich stehende Mamillen und ein systolisches Herzgeräusch.

Welche Diagnose ist am wahrscheinlichsten?

KF 4-1b
Bei einer 17jährigen Frau von 142 cm Größe sind noch keine Menses aufgetreten. Pubes und Mammae sind nicht altersgemäß entwickelt.

Welche Diagnose trifft am wahrscheinlichsten zu?

KF 4-2
Ein 19jähriger mit einer Körperhöhe von 192 cm zeigt bei einer Chromosomenuntersuchung 6 G-Chromosomen (Gruppe 21, 22, Y).

Welcher Karyotyp liegt wahrscheinlich vor?

4.7 Karyogramme

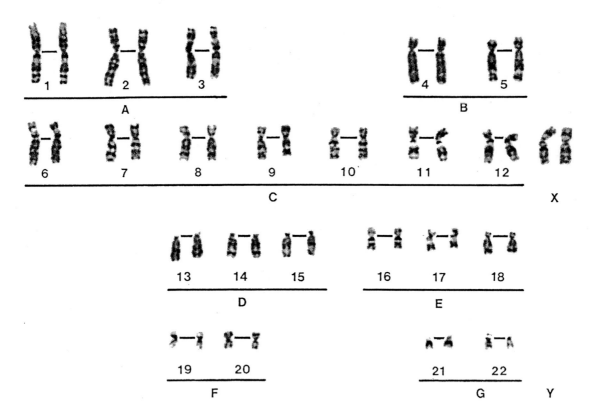

Abb. 4.1 **Karyogramm 1**.
Diagnose: _____

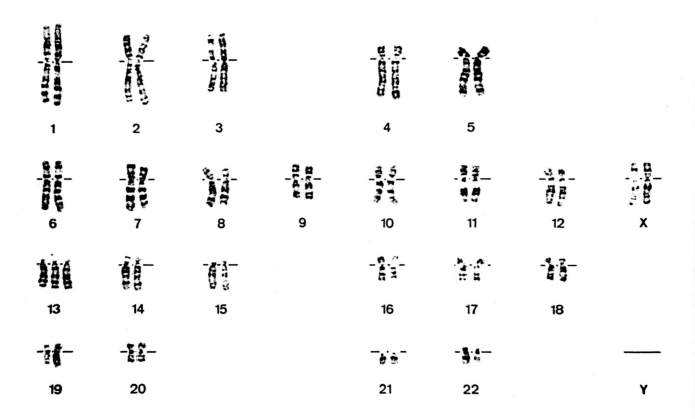

Abb. 4.2 **Karyogramm 2**.
Diagnose: _____

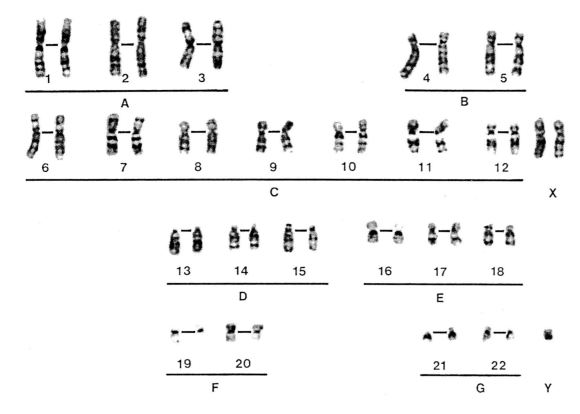

Abb. 4.3 **Karyogramm 3.**
Diagnose: _____

5 Formale Genetik (Mendel-Erbgänge)

5.1 Begriffe

Kodominanz

- das Phänomen, wenn sich **beide Allele im Phänotyp manifestieren** (wie z.B. im MN-Blutgruppensystem)

genetische Hemizygotie (beim Mann)

- ist für die Genorte auf dem X-Chromosom verwirklicht
- kann sich bei **rezessiven** Merkmalen im Phänotyp auswirken

Expressivität

- der unterschiedliche **Manifestationsgrad (Ausprägungsgrad)** eines Gens im Phänotyp

Penetranz

- bei einem autosomal-dominanten Merkmal bedeutet: Anteil der **Merkmalsträger** unter den **Genträgern**
- vollständige (100 %)
- variable (unvollständige; < 100 %)

Pleiotropie (Polyphänie)

- **ein Gen** bestimmt die Ausprägung **verschiedener** phänotypischer **Merkmale** (Manifestation an mehreren Organsystemen)

Multifaktorielle Vererbung (s.a. Kapitel 6)

- die Beeinflussung **eines Merkmals** durch das Zusammenwirken **mehrerer Gene** an verschiedenen Genorten

Heterogenie (genetische Heterogenität)

- **zwei nicht allele Gene** verursachen ein **gleiches Krankheitsbild**

Genetischer Polymorphismus

- liegt vor, wenn an einem Genort in einer Bevölkerung **zwei** (oder mehrere) Allele vorhanden sind, deren selteneres mit einer Häufigkeit von mindestens 1% auftritt

Multiple Allelie

- spricht man davon, wenn **mehr als zwei** verschiedene Varianten eines bestimmten Gens in einer Population nachweisbar sind
- kann zu unterschiedlich schwerer Ausprägung einer Krankheit führen
- ist ein häufiges Phänomen
- ist die Grundlage von "**Genetic compounds**"

Compound-Heterozygotie

- liegt vor, wenn ein an einer autosomal-rezessiv vererbten Erkrankung leidender Patient heterozygot für zwei verschiedene Mutationen des entsprechenden Gens ist
- d.h. **zwei unterschiedlich mutierte Allele** besitzt

Heterozygoten-Vorteil

- ist der Selektionsvorteil heterozygoter Genträger in Bezug auf bestimmte Krankheiten
- z.B. der Selektionsvorteil heterozygoter Genträger des Sichelzellanämie-Gens bei Malaria tropica

Keimzellmosaik

- aufgrund einer Mutation während der Gonadenentwicklung können neben normalen Zellen auch Zellen mit Mutation in einer Gonade vorliegen
- die Sicherheit, mit der das Wiederholungsrisiko bei gesunden Eltern eines Kindes mit autosomal-dominanter Erkrankung angegeben werden kann, ist eingeschränkt, weil bei einem Elternteil ein Keimzellmosaik vorliegen kann

"Geschlechtsbegrenzung"

- Manifestation einer autosomal bedingten Erbkrankheit bei nur einem der Geschlechter

Genomisches Imprinting

- bezeichnet die Wirksamkeit von Genen in Abhängigkeit von ihrer elterlichen Herkunft
- führt zu Abweichungen von den Mendelschen Regeln, weil bei von genomischem Imprinting betroffenen Genen ein unterschiedliches klinisches Bild entsteht, je nachdem, ob das Gen **vom Vater oder der Mutter** geerbt wird
- wird durch Inaktivierung von Genen in der Keimbahn erreicht
- wird durch **DNA-Methylierung** erreicht
- kommt bei beiden Geschlechtern vor
- Beispiele sind Angelman-Syndrom und Prader-Willi-Syndrom

Uniparentale Disomie

- beschreibt die Abstammung beider Chromosomen eines homologen Chromosomenpaares von **nur einem Elternteil** und somit das Fehlen dieser genetischen Informationen vom anderen Elternteil

Isodisomie

- beschreibt die **uniparentale** Abstammung eines Paares **identischer** Chromosomen

Heterodisomie

- beschreibt die **uniparentale** Abstammung eines Paares **verschiedener** Chromosomen

Frage 5-1
Eine autosomal-dominant vererbte Krankheit hat eine Penetranz von 80%.

Wie groß ist die Wahrscheinlichkeit, dass ein Kind eines heterozygoten Kranken selbst erkrankt?

Frage 5-2
In einer Familie mit einer autosomal-dominant vererbten Krankheit (100% Penetranz) ist das defekte Gen mit dem Allel A eines polymorphen Lokus gekoppelt. Die genetische Distanz beträgt 3 cM. Die molekularbiologische Analyse ergibt, dass ein Erkrankter das Allel A an sein Kind vererbt hat.

Wie groß ist die Wahrscheinlichkeit für das Kind, ebenfalls zu erkranken?

5.2 Autosomal-dominanter Erbgang

Formale Merkmale bei autosomal-dominanter Vererbung (Regelfall)

- die Übertragung erfolgt im allgemeinen von einem Elternteil auf durchschnittlich die Hälfte der Kinder
- das Merkmal tritt mit gleicher Häufigkeit bei beiden Geschlechtern auf
- die Weitergabe erfolgt über merkmalstragende Mütter und Väter mit gleicher Wahrscheinlichkeit (die Übertragung ist **un**abhängig vom Geschlecht)
- gelegentlich können alle Kinder eines betroffenen Elternteils frei von dem Merkmal sein
- Merkmalsträger können **Neumutanten** sein
- handelt es sich um den Erbgang eines **Erbleidens**:
  - ist das Erkrankungsrisiko des nächsten Kindes eines betroffenen Elternteils **un**abhängig davon, wieviele Kinder in der Familie schon erkrankt sind
  - erfolgt **keine** Weitergabe über gesunde Kinder eines merkmalstragenden Elternteils (Voraussetzung: vollständige Penetranz)
  - finden sich bei schweren Krankheiten wegen des Selektionsdrucks gegen das betreffende Gen meist nur kurze Stammbäume, d.h. Weitergabe des Gens erfolgt nur über wenige Generationen
  - sofern **Homozygote** beobachtet werden, sind diese in der Regel besonders **schwer betroffen**

Frage 5-3

Gesunde Eltern haben ein Kind mit einem autosomal-dominant vererbten Leiden, von dem vollständige Penetranz bekannt ist.

Wie hoch ist das Risiko, ein weiteres Kind mit diesem Leiden zu haben?

Chorea Huntington (erblicher Veitstanz, M. Huntington)

- manifestiert sich meist erst nach dem **25.** Lebensjahr (erste Krankheitszeichen bei den meisten Patienten nach dem **30.** Lebensjahr)
- bis zum **50.** Lebensjahr ist die Mehrzahl der Genträger manifest erkrankt
- bei der Übertragung der Erkrankung durch den Vater wird durchschnittlich ein niedrigeres Manifestationsalter gefunden als bei einer Übertragung durch die Mutter (ein Imprinting-Effekt)
- ist ein Erbleiden, bei dem **keine** bzw. nur eine geringe Selektion gegen die Mutation wirkt
- wird äußerst **selten** durch eine **Neumutation** verursacht
- in die Risikoberechnung mit Hilfe des Bayesschen Theorems gehen Lebens- und Manifestationsalter ein
- beruht auf einer Mutation eines Gens auf dem kurzen Arm des Chromosoms 4
- eine **Trinukleotid-Repeat-Verlängerung** ist als Krankheitsursache gefunden worden
- beruht auf einer Verlängerung des Trinukleotids CAG (<u>C</u>ytosin, <u>A</u>denin, <u>G</u>uanin) → im Genprodukt führt dies zu **Polyglutamin**
- zeigt volle Penetranz (wird bei einer prädiktiven genetischen Diagnostik eine CAG-Repeatlänge von z.B. 45 gefunden, so beträgt die Erkrankungswahrscheinlichkeit im Laufe des Lebens annähernd 100 %)
- ein von Generation zu Generation früheres Manifestieren der Erkrankung (Antizipation) kann durch eine Instabilität des CAG-Repeats im Huntingt<u>in</u>-Gen verursacht werden
- charakteristische oder häufig vorhandene Symptome:
  - distal betonte Hyperkinesien im Bereich der Extremitäten
  - Demenz
- ist bisher unheilbar

Frage 5-4
Ein Patient mit Chorea Huntington hat zwei gesunde Söhne. Der ältere ist 38, der jüngere 27 Jahre alt.

Ist für die im gleichen Jahr geborenen Kinder beider Söhne die Wahrscheinlichkeit, an Chorea Huntington zu erkranken, gleich?

Achondroplasie (Chondrodystrophie)

- die Erkrankung tritt überwiegend als Folge einer **Neumutation** auf (Mutationsrate etwa 1:100 000)
- das Durchschnittsalter der **Väter** von Patienten ist **höher** als das Durchschnittsalter der Väter in der entsprechenden Bevölkerung
- charakteristischer Stammbaum:

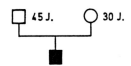

- aus der Verbindung zwischen zwei Patienten sind in 25% der Fälle Kinder mit schwerster Ausprägung der Krankheit zu erwarten
- es liegt ein **dysproportionierter mikromeler Minderwuchs** vor
- die Intelligenz der Betroffenen ist normal
- fronto-parietales Ausladen des Schädels
- die Patienten sind fortpflanzungsfähig
- **nicht**: zur Sicherung der Diagnose eine Chromosomenanalyse indiziert

Frage 5-5
Ein Elternpaar hat einen Sohn mit Achondroplasie (Chondrodystrophie). Beide Eltern sind erscheinungsfrei und nicht miteinander verwandt. Die Mutter ist 35 Jahre alt, der Vater 45.

Die Wahrscheinlichkeit, das gleiche Leiden zu haben, beträgt für ein folgendes Kind _____ .

Frage 5-6
Eine Frau mit Achondroplasie aus einer Familie, in der diese Erkrankung bisher nicht aufgetreten ist, heiratet einen normal gewachsenen Mann.

Das Risiko, dass bei ihren Kindern Achondroplasie auftritt, beträgt

_____ .

Apert-Syndrom (Akrozephalosyndaktylie)

- Väter solcher Kinder sind bei der Zeugung im Mittel älter als es dem mittleren Alter aller Väter entspricht
- alte Väter haben ein gegenüber dem Durchschnitt der Väter erhöhtes Risiko, Kinder mit Akrozephalosyndaktylie zu zeugen, weil mit zunehmendem Alter des Vaters die Mutationshäufigkeit ansteigt
- tritt häufig als Folge einer Neumutation auf

Hyperlipoproteinämie Typ II A (familiäre Hypercholesterinämie)

- ein **Rezeptordefekt** ist nachgewiesen

Neurofibromatose Typ I (v. Recklinghausen)

- "Café-au-lait-Flecken" sind ein wichtiges diagnostisches Zeichen
- Lisch-Knötchen sind gelbe oder braune Knötchen im Bereich der Iris

Marfan-Syndrom

- durch die Mutation des **Fibrillin-1-Gens** kommt es zu Veränderungen in verschiedenen Organsystemen (Pleiotropie)

Myotone Dystrophie

- charakteristische oder häufig vorhandene Symptome:
  - Schwierigkeiten nach Faustschluss die Hände wieder zu öffnen
  - über Jahre entwickelt sich eine fortschreitende Muskelschwäche
  - Katarakt
  - Schwäche der mimischen Muskulatur, geringe Mimik

HNPCC-Syndrom (Hereditary Non-Polyposis Colorectal Cancer-Syndrom, hereditäres nicht-polypöses Kolon-Karzinom-Syndrom) (Lynch-Syndrom)

- eine Störung des DNA-Mismatch-Reparatur-Systems verursacht die Tumordisposition
- die kolorektalen Karzinome können bereits im 4. Lebensjahrzehnt auftreten
- auch in anderen Organen können Neoplasien (z.B. Endometriumkarzinome) entstehen
- häufig findet sich eine Mikrosatelliteninstabilität (MSI) im Tumor

5.3 Autosomal-rezessiver Erbgang

Formale Merkmale bei autosomal-rezessiver Vererbung (Regelfall)

- das Merkmal tritt mit gleicher Häufigkeit bei beiden Geschlechtern auf
- die Weitergabe erfolgt über Mütter und Väter mit gleicher Wahrscheinlichkeit (die Übertragung ist **un**abhängig vom Geschlecht)
- das Merkmal tritt auch bei Geschwistern auf
- handelt es sich um den Erbgang eines **Erbleidens**:
  - sind die meisten Kranken die Kinder **gesunder** und **heterozygoter** Eltern
  - beträgt das Aufspaltungsverhältnis unter Geschwistern, von denen eins erkrankt ist: 1 Kranker : 3 Gesunde
  - sind unter den phänotypisch gesunden Geschwistern von Erkrankten **2/3 heterozygot** für das entsprechende Gen
  - besteht ein erhöhtes Erkrankungsrisiko bei Kindern aus Verwandtenehen
  - beträgt das Erkrankungsrisiko 50 % für jedes Kind, wenn ein Elternteil an der autosomal-rezessiv vererbten Störung erkrankt und der andere Partner gesunder heterozygoter Anlageträger ist (**Pseudodominanz**)

Frage 5-7

II1 und II2 leiden an einer autosomal-rezessiv vererbten Krankheit.

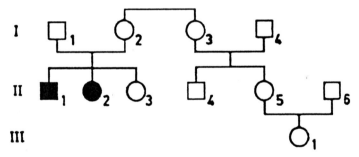

Wie groß sind die Wahrscheinlichkeiten (p) für das betreffende Gen heterozygot zu sein für:

I1:   p = _____

II3:   p = _____

II4:   p = _____

III1:   p = _____

Die generelle Einführung einer sehr erfolgreichen neuen Therapie für ein autosomal-rezessives Erbleiden, das bislang bei Homozygoten stets zum Tode vor der Fortpflanzung führte, bewirkt

- eine **langsame** Zunahme der Genhäufigkeit im Zeitraum vieler Generationen
- Einstellung eines neuen genetischen Gleichgewichts auf der Ebene einer höheren Genhäufigkeit

Frage 5-8

Eine Frau hat mit einem Mann, der inzwischen verstorben ist, ein Kind mit einem seltenen rezessiven Erbleiden. Sie will wieder heiraten, und zwar den Bruder ihres verstorbenen Mannes.

Wie groß ist das Risiko für das erste Kind aus dieser Verbindung, mit dem gleichen rezessiven Leiden behaftet zu sein?

Untersuchung des Erbgangs einer autosomal-rezessiv vererbten Krankheit

- wenn die Familien über die kranken Kinder erfasst werden
  - ist der Prozentsatz der kranken Kinder in den Familien höher als 25%
  - kann der Prozentsatz der kranken Kinder mehr als 50% betragen
- vor hundert Jahren war zu erwarten, dass der Prozentsatz der kranken Kinder in den Familien bei Erfassung über die Kranken niedriger war als heute

Frage 5-9

Im Stammbaum bezeichnen a, b, c und d die urgroßelterlichen Allele an einem autosomalen Lokus.

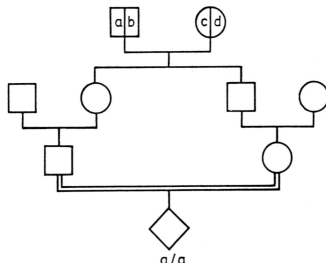

Wie groß ist die Wahrscheinlichkeit, dass ein Urenkel homozygot für das urgroßväterliche Allel a ist?

Klassische Phenylketonurie (PKU)

- die **Häufigkeit** beträgt bei Lebendgeborenen in der Bundesrepublik Deutschland ungefähr **1 : 10.000**
- die Inzidenz ist bei Europäern höher als bei Schwarzafrikanern oder Ostasiaten
- in allen ethnischen Gruppen sind unbehandelte Kinder im Durchschnitt pigmentärmer als gesunde Kinder
- wird durch einen autosomal- rezessiv vererbten Defekt der **Phenylalanin-Hydroxylase** verursacht (Verhinderung der Umwandlung zu Tyrosin)
- kann auf Compound-Heterozygotie beruhen
- Manifestation im Säuglingsalter
- eine pränatale Diagnostik ist möglich (die Lokalisation des Genorts für Phenylalanin-Hydroxylase ist bekannt und der DNA-Analyse zugänglich)
- die Erkennung der Heterozygoten mit Hilfe der DNA-Diagnostik ist möglich
- kann in der ersten Lebenswoche durch Reihenuntersuchung mit dem **Guthrie-Test** erkannt werden
- die Verwertbarkeit des Guthrie-Tests zum Neugeborenen-Screening setzt die Aufnahme von Eiweiß (Milch) vor der Blutentnahme voraus
- wenn sie frühzeitig erkannt wird, können die Krankheitserscheinungen durch eine **phenylalaninarme Diät** verhütet werden

- Kranke ohne diätische Behandlung zeigen eine schwere geistige Retardierung
- bei unbehandelter **maternaler PKU** wird das ungeborene Kind geschädigt
- charakteristischer Stammbaum (bei autosomal-rezessiver Vererbung):

Frage 5-10
Ein Mann und eine Frau haben beide je zwei Geschwister mit klassischer Phenylketonurie (Phenylalanin-Hydroxylase-Mangel).

Wie groß ist die Wahrscheinlichkeit für ein Kind des Paares, an klassischer Phenylketonurie zu erkranken?

Frage 5-11
Die Wahrscheinlichkeit, aufgrund der Abstammung an einer klassischen Phenylketonurie zu erkranken, beträgt für das erwartete Kind "X": _____

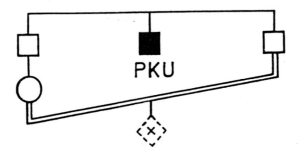

Mukopolysaccharidose Typ I (Hurlersche Krankheit)
- geht mit geistiger Behinderung einher

Einschub: Gruppe der Mucopolysaccharidosen
- es handelt sich um Defekte von **lysosomalen** Enzymen
- es handelt sich um **multiple Allelie** und Mutationen an verschiedenen Genorten
- bietet ein gutes Beispiel für Heterogenie (weil klinisch gleiche oder sehr ähnliche Untergruppen auf unterschiedlichen Enzymdefekten beruhen)

Mukoviszidose (Zystische Fibrose)

- ist in unserer Bevölkerung eine der häufigsten autosomal-rezessiven Erbkrankheiten (wird in Mitteleuropa einmal auf ca. **2000** bis **2500** Kleinkinder beobachtet)
- die Inzidenz ist in asiatischen und afrikanischen Populationen wesentlich geringer als in europäischen Populationen
- ist die häufigste erbliche Stoffwechselstörung in der Bundesrepublik Deutschland
- die Lokalisation des Gens, das zur Erkrankung führt, ist aufgeklärt: langer Arm von Chromosom 7
- eine pränatale Diagnose kann in der Mehrzahl der Fälle mittels der DNA-Analyse erfolgen
- wird durch Mutationen des **CFTR-Gens** verursacht
- das CFTR-Protein ist ein Transportprotein der Zellmembran, ein ATP-abhängiger Chlorid-Ionenkanal
- die häufigste Mutation in Europa im CFTR-Gen ist **DF508**
- DF508 ist eine 3-Basenpaar-Deletion mit Ausfall von Codon 508 auf DNA-Ebene und hat den Ausfall einer Aminosäure (Phenylalanin = F) zur Folge
- es gibt multiple Allelie (viele verursachende Mutationen sind bekannt)
- kann sich schon in der Neugeborenenperiode manifestieren
- ein erster Hinweis kann ein **Mekonium-Ileus** nach der Geburt sein
- zur Sicherung einer Verdachtsdiagnose kann ein Schweiß-Test durchgeführt werden (die Natrium- und Chloridkonzentrationen im Schweiß sind erhöht)
- kann die Ursache von Bronchiektasen, von chronischen Infekten der Lunge und von Ateminsuffizienz sein
- bei männlichen Patienten ist mit Sterilität zu rechnen
- in den letzten Jahrzehnten ist die Lebenserwartung der therapierten Patientinnen und Patienten erheblich gestiegen
- **nicht**: durch frühzeitige Enzymersatz-Therapie lässt sich die Manifestation der Krankheit verhindern

Frage 5-12

Bei einem Säugling wird aufgrund der klinischen Zeichen der Verdacht auf zystische Fibrose (Mukoviszidose) geäußert. Es wird eine molekulargenetische Untersuchung am CFTR (cystic fibrosis transmembrane regulator)-Lokus veranlasst. Es wird bei dem Säugling Heterozygotie für eine Deletion von 3 Basenpaaren am Codon 508 (Delta F 508) nachgewiesen.

Der Säugling kann nicht von einer zystischen Fibrose betroffen sein,

weil

die zystische Fibrose nur bei Individuen auftritt, die für die Delta F 508-Mutation homozygot sind.

Frage 5-13
Unter allen Familien mit zwei Kindern, in denen beide Eltern heterozygot für ein Mukoviszidose verursachendes Gen sind, ist der erwartete Anteil an Familien, in denen beide Kinder an Mukoviszidose erkrankt sind _____ .

Frage 5-14
Die Eltern eines ungeborenen Kindes sind beide heterozygot für das Mukoviszidose-Gen und das Phenylketonurie-Gen.

Wie groß ist die Wahrscheinlichkeit, dass ihr Kind:

(1) heterozygot für das Mukoviszidose-Gen ist?

(2) homozygot für das Phenylketonurie-Gen ist?

(3) heterozygot für beide anomalen Gene ist?

(4) homozygot für beide anomalen Gene ist?

Tay-Sachs-Krankheit (Gm_2-Gangliosidose I, (infantile) amaurotische Idiotie)

- Anstau von Stoffwechselprodukten (Gangliosid Gm_2 im ZNS) als Folge eines genetischen Stoffwechselblocks
- Ursache in bekanntem Enzymdefekt (N-Acetyl-Hexosaminidase A)
- pränatal aus Fruchtwasserzellen diagnostizierbar
- Heterozygotenscreening in der Bevölkerung zuverlässig möglich
- schwere Störung der Intelligenzentwicklung
- verursacht Blindheit
- Manifestation im Säuglingsalter
- Verbreitung vorwiegend bei Juden aus Osteuropa (Ashkenasi)

Infantile spinale Muskelatrophie (Werdnig-Hoffmann)

Frage 5-15
Die Schwester eines an autosomal-rezessiv erblicher infantiler spinaler Muskelatrophie (Werdnig-Hoffmann) verstorbenen Bruders möchte ihren Vetter heiraten.

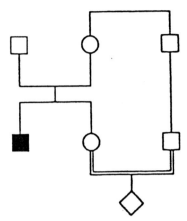

Wie hoch ist das Risiko für die Kinder aus dieser Ehe, an dem obengenannten Leiden zu erkranken?

Xeroderma pigmentosum
- autosomal-rezessiv erbliche Krankheit mit Tumordisposition
- das erhöhte Tumorrisiko beruht auf einem Reparaturgendefekt

Albinismus (totalis)
- wird durch verschiedene Störungen in der Biosynthese von Melanin verursacht
- bei einem Tyrosinase-Mangel kann es zu einer gesteigerten Lichtempfindlichkeit der Haut kommen

Frage 5-16
Vetter und Base I. Grades, die beide normal pigmentiert sind, haben insgesamt drei Kinder, die alle einen Albinismus haben.

Welcher Faktor erklärt, warum - entgegen der Erwartung - alle Kinder des Paares betroffen sind?

5.4 X-chromosomal-dominanter Erbgang

Formale Merkmale bei X-chromosomal-dominanter Vererbung (Regelfall)

- Söhne und Töchter erkrankter heterozygoter Frauen haben jeweils ein Risiko von **50%**, das mutierte Gen zu erben
- das mutierte Gen kann <u>niemals</u> vom Vater auf die Söhne vererbt werden
- **jede** Tochter erbt das mutierte Gen, wenn der Vater Genträger ist
- **betroffene Frauen** sind somit in der Bevölkerung **häufiger** als betroffene Männer
- wenn die Häufigkeit eines X-chromosomal-dominanten Merkmals bei Männern 1:5000 beträgt, ist diese Häufigkeit bei Frauen etwa 1:2500 [zwei "Gefahrenquellen"]
- Männer sind (meistens) schwerer betroffen als Frauen
- die Merkmalsausprägung bei betroffenen Frauen ist variabler als bei betroffenen Männern
- zwischen Frauen der gleichen Familie sind größere Unterschiede in der Merkmalsausprägung zu erwarten als zwischen Männern einer Familie

Vitamin-D-resistente (hypophosphatämische) Rachitis

- alle Töchter von betroffenen Männern sind Genträgerinnen, selbst wenn sie keine Skelettauffälligkeiten zeigen sollten

Frage 5-17
Eine Frau leidet an Achondroplasie, ihr Mann an Vitamin-D-resistenter hypophosphatämischer Rachitis.

Wie groß ist die Wahrscheinlichkeit für einen Sohn, <u>beide</u> Krankheiten zu haben?

5.5 X-chromosomal-rezessiver Erbgang

Formale Merkmale bei X-chromosomal-rezessiver Vererbung (Regelfall)

- betroffene (**hemizygote**) Männer zeigen immer das Merkmal
- betroffene homozygote Frauen zeigen immer das Merkmal
- die heterozygote Frau kann durch Inaktivierung eines X-Chromosoms ein "**Mosaikorganismus**" sein
- vorwiegend ist das männliche Geschlecht betroffen
- betroffene Söhne erhalten das Gen **immer** von der Mutter (**niemals** erbt ein Sohn das Merkmal von seinem Vater)
- alle Töchter eines betroffenen Mannes sind Konduktorinnen
- unter den Nachkommen betroffener Männer besteht in der Regel das höchste Wiederholungsrisiko für die Söhne einer Tochter
- die ausführliche Familienanamnese ist für eine genetische Beratung von größerer Bedeutung als beim autosomal-rezessiven Erbleiden

Frage 5-18
Welche(r) der folgenden Karyotypen bei einem Kind schließen (schließt) die Übertragung einer X-chromosomalen Erbanlage vom Vater aus?

(1) X0

(2) XX

(3) XY

(4) XYY

(5) XXY

Glucose-6-Phosphat-Dehydrogenase-Mangel

- bei Personen mit erblichen Varianten des Enzyms mit stark verminderter Enzymaktivität tritt **Hämolyse** (hämolytische Anämie) auf nach Behandlung mit bzw. Verzehr von:
  - Antimalaria-Mitteln, z.B. Primaquin(e)
  - manchen Sulfonamiden
  - Nitrofurantoin (Furadantin®)
  - Fava-Bohnen

- typischerweise betroffene ethnische Gruppe: Bewohner der Mittelmeerländer
- erhöhte Häufigkeit in Bevölkerungen der Tropen (relative **Malaria-Resistenz der Heterozygoten** [wie auch beim HbS])

Frage 5-19
Ein Kranker mit Glucose-6-Phosphat-Dehydrogenase-Mangel hat mit einer gesunden Frau 4 Kinder - 3 Töchter und einen Sohn.

Wieviele Kinder haben das Gen für Glucose-6-Phosphat-Dehydrogenase-Mangel von ihm geerbt?

Hämophilie A (klassische Bluterkrankheit)

- ist auf Fehlen, Verminderung oder strukturelle Veränderung des **Faktor-VIII**-Proteins zurückzuführen
- zeigt bei den Kranken in der Bevölkerung unterschiedlich schwere Ausprägung
- zeigt bei den Kranken innerhalb einer Familie oder Sippe ähnlich schwere Ausprägung

Frage 5-20

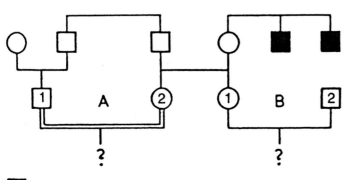

■ Hämophilie A

Das Risiko, an Hämophilie A zu erkranken, ist für Söhne aus der Verbindung A höher als für Söhne aus der Verbindung B,

weil

die beiden Partner in Verbindung A Vetter und Base I. Grades sind.

Frage 5-21

Die Frauen A und B kommen zur genetischen Beratung, weil jeweils zwei Brüder der Mutter an Hämophilie A erkrankt sind.

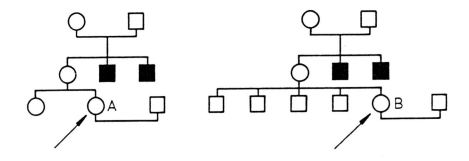

Wie groß ist jeweils das Risiko, Genträgerin zu sein?

Hämophilie B

- ist auf Fehlen, Verminderung oder strukturelle Veränderung des **Faktor-IX-Proteins** zurückzuführen

Frage 5-22

Die im Stammbaum mit II3 und II4 bezeichneten Männer leiden an Hämophilie B.

Wie groß ist die Wahrscheinlichkeit, dass ein Kind des Paares II4-III1 an Hämophilie B leidet?

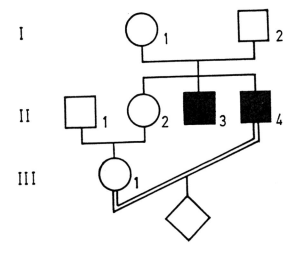

Frage 5-23
Ist das Risiko, an Hämophilie A oder Hämophilie B zu erkranken, für die Kinder des Paares II annähernd gleich?

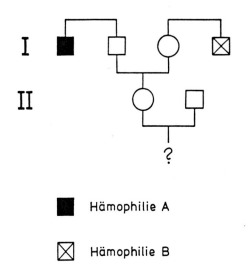

■ Hämophilie A

⊠ Hämophilie B

Anhydrotische ektodermale Dysplasie

- bei heterozygoten Frauen kann die variable Musterbildung von Hautarealen, denen die Schweißdrüsen fehlen, durch die zufällige Inaktivierung des mütterlichen oder väterlichen X-Chromosoms (Barr-Körper) erklärt werden

Farbsehstörungen bzw. -blindheiten

- z.B. Protanopie; Deuteranomalie

Frage 5-24
Die Farbsehstörung vom Typ der Deuteranomalie findet sich bei etwa 5% der deutschen Männer.

Wie hoch ist die Häufigkeit des betreffenden Gens in der Bevölkerung?

Frage 5-25
Eine Frau mit Deuteranopie und ein Mann mit Protanopie haben zwei Söhne und zwei Töchter.

Wie viele Kinder sind farbsehgestört?

Frage 5-26

Die im Stammbaum mit II.3 und II.4 gekennzeichneten Männer sind deuteranop.

Wie groß ist die Wahrscheinlichkeit, dass ein Kind des Paares III.1-III.2 deuteranop ist?

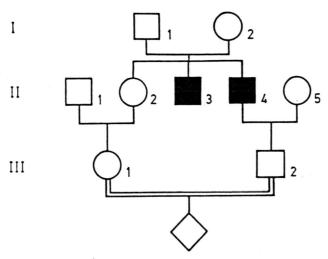

Infantile progressive Muskeldystrophie Typ Duchenne (DMD)

- pränatale Diagnostik ist möglich (bei bekanntem Gendefekt)
- molekulargenetische Untersuchungen im Rahmen der genetischen Beratung von Familien mit Muskeldystrophie Typ Duchenne sind möglich und sinnvoll, weil in **etwa 60%** der Fälle von Muskeldystrophie Typ Duchenne eine auf DNA-Ebene erkennbare **Deletion** im Gen vorliegt und in vielen Fällen eine sichere pränatale Diagnostik angeboten werden kann
- die Krankheit wird bei etwa einem Drittel der Patienten durch eine Neumutation verursacht
- charakteristische oder häufig vorhandene Symptome:
  - **un**auffällige Neugeborenenperiode
  - Hyperlordose der Lendenwirbelsäule
  - Pseudohypertrophie der Waden
  - Schwierigkeiten beim Treppensteigen
  - Schwierigkeiten beim Aufstehen vom Boden (**Gowers-Zeichen**: Einnahme der "Vierfüßerstellung" und Aufrichten durch "Hochklettern" mit den Händen an den eigenen Beinen)
  - Verlust der Gehfähigkeit ca. zwischen dem 9. und 12. Lebensjahr

- charakteristischer Stammbaum (bei X-chromosomal-rezessiver Vererbung):

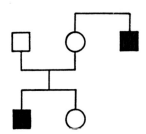

- Mutationen des **Dystrophin-Gens** verursachen DMD und (auch) **BMD** (Typ Becker)
- die weitaus häufigsten Genmutationen bei Patienten mit Muskeldystrophie Typ Duchenne (schwer) oder Typ Becker (leicht) sind **Deletionen**
- die Muskeldystrophie des **Typs Becker** hat einen **späteren Beginn** und **milderen Verlauf** der Krankheit als die Muskeldystrophie des Typs Duchenne, weil beim Typ Becker die Mutationen im Dystrophin-Gen das **Leseraster** in der Regel nicht verändern, und ein Dystrophin mit Restfunktion gebildet wird.

Frage 5-27
Eine Frau, die aus der ersten Ehe zwei Söhne mit progressiver Muskeldystrophie vom Typ Duchenne hat, geht eine zweite Ehe ein.

Wie hoch ist das Risiko für einen Sohn aus der zweiten Ehe, an diesem Leiden zu erkranken?

Frage 5-28
Ein gesundes Ehepaar mit normalem Farbsehvermögen hat einen Sohn mit progressiver Muskeldystrophie (Typ Duchenne) und Deuteranopie und einen gesunden Sohn mit Deuteranopie.

Welcher Begriff kann diesen Befund erklären?

Abschließende gemischte Rechenaufgabe

Frage 5-29

In welcher der folgenden Gruppen ist der erwartete Anteil von Heterozygoten für das entsprechende krankmachende Gen bei gesunden Kindern bzw. Geschwistern am geringsten?

(A) Töchter von Vätern mit Hämophilie A

(B) Schwestern mit zwei Brüdern mit Hämophilie A

(C) Brüder mit zwei Schwestern mit Mukoviszidose

(D) Söhne von Müttern mit Albinismus totalis

(E) Schwestern mit zwei Brüdern mit klassischer Phenylketonurie

6 Multifaktorielle (polygene) Vererbung

(die Beeinflussung **eines Merkmals** durch das Zusammenwirken **mehrerer Gene** an verschiedenen Genorten)

Formale Merkmale bei multifaktorieller Vererbung

- **äußere Faktoren** (Milieu-, Umwelt-, exogene Faktoren) haben oft Einfluss auf Manifestation oder Schweregrad der Ausprägung
- häufig stark unterschiedliche **Expressivität** (graduelle / quantitative / variable Abstufung der Merkmalsausprägung)
- es gibt oft einen **kontinuierlichen Übergang** vom Normalen zum Pathologischen
- bei multifaktorieller Vererbung mit **Schwellenwerteffekt** wird die Anomalie erst bei Überschreitung des Schwellenwertes manifestiert
- es findet sich oft eine häufigere oder schwerere Ausprägung bei einem **Geschlecht**
- multifaktoriell bedingte Krankheiten sind zumeist **häufiger als monogene Leiden** (Krankheiten mit Mendelscher Vererbung)
- Geschwister eines Patienten sind seltener betroffen, als bei autosomal-rezessiver Vererbung (es besteht ein relativ **geringes Wiederholungsrisiko** bei Geschwistern)
- das Wiederholungsrisiko ist größer, wenn
  - bereits zwei Geschwister Merkmalsträger sind, als wenn nur eines Merkmalsträger ist
  - ein Elternteil betroffen ist, als in Familien mit gesunden Eltern
- Geschwister eines Patienten mit schwerer Ausprägung der Krankheitserscheinungen haben im Mittel ein höheres Risiko, ebenfalls an dieser Krankheit zu leiden, als Geschwister eines Patienten mit leichter Manifestation
- es gibt eine **höhere Konkordanz eineiiger Zwillinge** gegenüber zweieiigen Zwillingen
- Eltern und Kinder von Betroffenen sind etwa gleich häufig betroffen wie Geschwister
- Verwandtenehen sind unter den Eltern der Betroffenen nur wenig vermehrt zu beobachten

- die **genetische Beratung** muss sich überwiegend auf **empirische Daten** (empirische Erbprognose) stützen, da das theoretische Erkrankungsrisiko nicht entsprechend den Mendelschen Regeln (Aufspaltungsziffern) berechnet werden kann
- somit kann für die Kinder von Patienten auch nur ein empirisches Wiederholungsrisiko angegeben werden
- die einzelnen, an einem multifaktoriellen System beteiligten Gene, folgen (jedoch) der Zufallsverteilung nach den Mendel-Regeln
- bei multifaktorieller Vererbung hat die Mutation einzelner beteiligter Gene (entsprechend) keine so schwerwiegende Wirkung wie bei monogen bedingten Merkmalen
- bei Krankheiten mit deutlichem Unterschied der Häufigkeit bei den beiden Geschlechtern haben Kinder ein höheres Erkrankungsrisiko, wenn der erkrankte Elternteil dem seltener betroffenen Geschlecht angehört. Dies ist auf eine höhere Anzahl die Merkmalsausprägung fördernder Gene beim Elternteil des seltener betroffenen Geschlechts zurückzuführen. (sog. Carter-Effekt)

Diabetes mellitus (Typ 1 und Typ 2)

- für Verwandte 1. Grades von Patienten mit Diabetes mellitus **Typ 2** ist das empirische Wiederholungsrisiko **höher** als für Verwandte 1. Grades von Patienten mit Diabetes mellitus Typ 1

Lippen-Kiefer-Gaumen-Spalte

- das Wiederholungsrisiko für die Geschwister eines Probanden mit doppelseitiger Lippen-Kiefer-Gaumen-Spalte, wenn dieser der einzige Betroffene in der Familie ist und die Lippen-Kiefer-Gaumen-Spalte nicht Teil eines Syndroms oder Folge einer Chromosomenanomalie ist, beträgt **etwa 3 - 5%**

Angeborene Hüftgelenkdysplasie /-luxation

- ist bei **weiblichen** Neugeborenen etwa **6-mal häufiger** als bei männlichen Neugeborenen

Kongenitale Klumpfußdeformität

- bei gesunden Eltern, denen bereits ein Kind mit Klumpfuß geboren wurde, ist ein Klumpfuß bei einem weiteren Kind in ca. **3 - 6%** der Fälle zu erwarten (männlich : weiblich = 2 : 1)

Hypertrophische (konnatale) Pylorusstenose

- tritt bei **männlichen** Neugeborenen etwa **6-mal häufiger** auf als bei weiblichen Neugeborenen
- Nachkommen mit der höchsten Wiederholungs-Wahrscheinlichkeit: **Söhne betroffener Mütter** (etwa 20%; sog. Carter-Effekt)

Neuralrohrdefekte, z.B. Spina bifida, Anenzephalie

- die Inzidenz ist geographisch / regional unterschiedlich
- eine intrauterine Diagnostik großer Neuralrohrdefekte ist mithilfe von Ultraschall-Untersuchungen möglich
- das Auftretensrisiko lässt sich durch eine Einnahme von **Folsäure** senken → mit der Folsäure-Einnahme sollte bereits präkonzeptionell (bei bestehendem Kinderwunsch) begonnen werden

Angeborene Herzfehler, z.B. Ventrikel-Septum-Defekt (VSD)

Frage 6-1
Eine Patientin ist wegen eines angeborenen Ventrikelseptumdefektes operiert worden und fragt nach der Erkrankungswahrscheinlichkeit für eigene Kinder. Ihre Familien- und Schwangerschaftsanamnese weist keine Besonderheiten auf.

Das Risiko beträgt _____ .

Weitere multifaktorielle vererbte Merkmale

- Körperhöhe
- Blutdruck
- Schizophrenie

7 Zwillinge in der humangenetischen Forschung

Einiigkeit / Zweieiigkeit

Eineiigkeit kann praktisch ausgeschlossen werden / Zweieiigkeit gilt als bewiesen, wenn

- die Zwillinge **verschiedengeschlechtlich** sind
- ein Blutgruppenmerkmal verschieden ist
- Haar- und Augenfarbe verschieden sind
- verschiedene Phänotypen der sauren Erythrozytenphosphatase vorliegen

Eineiigkeit kann <u>nicht</u> ausgeschlossen werden / Zweieiigkeit <u>nicht</u> bewiesen werden, wenn

- die Größendifferenz mehr als 10 cm beträgt
- das Geburtsgewicht um mehr als 1000 g differiert (denn auch bei eineiigen Zwillingen können Besonderheiten der Plazentaentwicklung und Blutversorgung zu deutlich unterschiedlichem Geburtsgewicht führen)
- ein Paarling eine Lippen-Kiefer-Gaumen-Spalte (LKG) hat, der andere nicht

Eineiigkeit

- kann diagnostiziert werden:
  - in einem Teil der Fälle aus dem Eihautbefund
  - durch Ähnlichkeitsvergleich zahlreicher morphologischer Merkmale
- kann praktisch erwiesen werden:
  - durch Untersuchung zahlreicher Blutgruppensysteme
- kann bewiesen werden:
  - durch erfolgreiche (reziproke) **Hauttransplantation** (indirekt werden eine große Zahl von Genloci auf ihre Übereinstimmung bei den Zwillingspartnern geprüft)

Errechnung der Eineiigen

- in einem **un**ausgelesenen Zwillingskollektiv errechnet sich die erwartete Häufigkeit von eineiigen Zwillingen wie folgt:
  Gesamthäufigkeit minus doppelte Häufigkeit der Pärchenzwillinge

Frage 7-1
Bei einer auslesefreien Zwillingserhebung wurde festgestellt, dass von 100 Zwillingspaaren 35 Pärchenzwillinge waren.

Wie hoch ist der erwartete Anteil von eineiigen Zwillingen unter allen Zwillingen in dieser Bevölkerung?

Frage 7-2
In einem auslesefreien Zwillingskollektiv sei die relative Häufigkeit der männlichen Zwillingspaare m, die der weiblichen Zwillingspaare f und die der gemischtgeschlechtigen Zwillingspaare g.

Nach welcher Gleichung errechnet sich die erwartete relative Häufigkeit der eineiigen Zwillingspaare E?

Häufigkeit von Zwillingen

- die Häufigkeit von Zwillingsgeburten und der Anteil eineiiger Zwillinge an den Zwillingsgeburten ist in verschiedenen Bevölkerungen unterschiedlich
- die Häufigkeit von Zwillingsgeburten unter allen Geburten liegt in der Bundesrepublik Deutschland zwischen **1 : 80** und **1 : 120**
- Etwa **ein Drittel** aller Zwillingsgeburten in der Bundesrepublik Deutschland sind eineiige Zwillinge.

Faktoren, die die Häufigkeit von zweieiigen Zwillingen beeinflussen

- das **Alter** der Mutter zum Zeitpunkt der Konzeption (Zwillingsgeburten sind bei 40jährigen Müttern häufiger als bei 20jährigen Müttern)
- eine erbliche Disposition zu Zwillingsgeburten (sie können familiär gehäuft auftreten)
- rassische Zugehörigkeit der Bevölkerung
- eine **medikamentös** ausgelöste Polyovulation
- **nicht**: Anomalie der postzygotischen Zellteilung

Zwillingsmethode

Untersuchungen an Zwillingen sind besonders geeignet zur Aufklärung

- des **genetischen** Anteils an der Variabilität eines Merkmals (durch Vergleich ein- und zweieiiger Zwillinge)
- der Einflüsse der **Umwelt** auf die Variabilität eines Merkmals (durch Vergleich getrennt und gemeinsam aufgewachsener eineiiger Zwillinge)
- des Vorliegens multifaktorieller Vererbung
- des Einflusses von Erbanlagen und Umwelt auf die Ausprägung psychischer Erkrankungen (z.B. Schizophrenie → Ergebnis: starke Beteiligung exogener Faktoren am Zustandekommen von Schizophrenie)

Entscheidend für die Annahme, dass erbliche Faktoren an der Ausprägung eines Merkmals beteiligt sind, ist

- eine deutlich **höhere Konkordanz bei eineiigen** im Vergleich zu zweieiigen Zwillingen

Typische Tabelle mit Konkordanzen bei Zwillingen und Geschwistern für multifaktorielle Vererbung

EZ	ZZ	Geschwister
75	10	8

(Entsprechend) kann der Einfluss von Umweltfaktoren durch die Analyse von Merkmalsunterschieden bei diskordanten eineiigen Zwillingen abgeschätzt werden

8 Populationsgenetik

Population

- eine Gruppe sich untereinander fortpflanzender Individuen (**Fortpflanzungsgemeinschaft**) in einem begrenzten geographischen Raum

Faktoren, die das genetische Gleichgewicht in einer Population stören können

- Erhöhung der Mutationsrate
- Verminderung der Selektion
- Migration
- Gendrift
- <u>nicht</u>: Panmixie

Panmixie

- ist eine Voraussetzung für ein populationsgenetisches Gleichgewicht nach Hardy und Weinberg
- hierunter versteht man, dass jedes Individuum die gleiche Wahrscheinlichkeit hat, sich mit jedem Individuum des anderen Geschlechts bei identischer Fruchtbarkeit zu paaren, wobei es weder Genimport oder Genexport, noch Mutationen oder Selektion gibt

Zuordnung von genetisch bedingten Erkrankungen und Populationen, in denen diese gehäuft auftreten

- β-Thalassämie → Süditaliener
- Glucose-6-Phosphat-DH-Mangel → Bevölkerungen der Mittelmeerländer und der Tropen
- M. Gaucher → Ashkenasi-Juden
- Mukoviszidose → Nordwest-Europäer
- Phenylketonurie → Europäer
- Sichelzellanämie → Westafrikaner
- Tay-Sachs-Krankheit → Ashkenasi-Juden

Unterschiede von Genhäufigkeiten zwischen Bevölkerungen (Rassen) können entstehen durch

- Selektion
- Wanderung
- zufallsbedingte genetische Drift
- Gründereffekt

Hardy-Weinberg-Formeln

$p + q = 1$ (Verhältnis der Allele)
$p^2 + 2pq + q^2 = 1$ (Verhältnis der Genotypen)

p: Genfrequenz des dominanten (häufigeren) Allels A
q: Genfrequenz des rezessiven (selteneren) Allels a

p^2: Homozygotenfrequenz für AA
2pq: Heterozygotenfrequenz (für Aa)
q^2: Homozygotenfrequenz für aa

- bei Berechnung der **Heterozygotenfrequenz** kann statt mit 2pq mit der **Annäherung 2q** gerechnet werden, da aufgrund der ersten Gleichung bei sehr kleinem q der Wert für p angenähert 1 ist
- beim **X-chromosomal-rezessivem Erbgang** ist bei Männern (**hemizygot!**) **die Ausprägung** des Merkmals so häufig wie die **Allelhäufigkeit q**

Frage 8-1

Ein Gen kommt in einer panmiktischen Bevölkerung in zwei allelen Formen A und a vor.

Bei welchem Anteil von A- und a-Allelen ist die Heterozygotenrate am höchsten?

(A) A = 0,9   a = 0,1

(B) A = 0,8   a = 0,2

(C) A = 0,7   a = 0,3

(D) A = 0,6   a = 0,4

(E) A = 0,5   a = 0,5

Frage 8-2
Die Häufigkeit eines X-chromosomal-rezessiven Merkmals bei Männern betrage 5%.

Wie häufig ist das Merkmal bei Frauen?

Frage 8-3
Unter den Erwachsenen einer Bevölkerung finden sich 20% heterozygote Träger eines autosomalen Gens, das im homozygoten Zustand letal ist (Tod im frühen Kindesalter).

Wie häufig wird Homozygotie für dieses Gen bei Neugeborenen in etwa erwartet?

Frage 8-4
Eine Frau, deren Bruder an klassischer Phenylketonurie leidet, fragt nach dem Erkrankungsrisiko für ein Kind von ihr aus der Verbindung mit einem gesunden Mann aus unbelasteter deutsch-stämmiger Familie.

Das Risiko beträgt etwa: _____

Frage 8-5

Bei einer Bevölkerungsuntersuchung wird festgestellt, dass von 500 untersuchten Männern 40 einen Mangel der Glucose-6-phosphat-Dehydrogenase aufweisen.

Wie groß ist unter der Annahme eines genetischen Gleichgewichts die Häufigkeit von Frauen mit Homozygotie für das Glucose-6-phosphat-Dehydrogenase-Mangel-Gen in dieser Bevölkerung?

Frage 8-6

Der im Stammbaum mit I2 gekennzeichnete Mann litt an einer autosomal-rezessiv vererbten Krankheit, die in der Bevölkerung mit einer Häufigkeit von 1:2.500 auftritt.

Wie groß ist die Wahrscheinlichkeit, dass ein Kind des Paares II1-II2 an der gleichen Krankheit leidet?

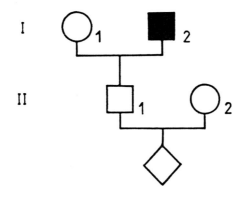

Frage 8-7
In einer Bevölkerung ist die Häufigkeit einer klinisch harmlosen Anomalie mit X-chromosomal-rezessiver Vererbung bei Frauen 0,01 Prozent.

Wie groß ist die zu erwartende Häufigkeit bei den Männern?

Frage 8-8
Die Frequenz eines autosomalen Gens ist 0,01.

Welche der angegebenen Schätzungen der Häufigkeit der Heterozygoten ist bei Annahme eines Systems von zwei Allelen unter den Bedingungen, unter denen das Hardy-Weinberg-Gleichgewicht gilt, in bester Näherung zutreffend?

Frage 8-9
Die Mukoviszidose wird in Mitteleuropa einmal auf ca. 2000 Kleinkinder beobachtet.

In welcher Größenordnung liegt die Heterozygotenfrequenz?

Frage 8-10
Die im Stammbaum mit B gekennzeichnete Frau leidet an einer autosomal-rezessiv vererbten Krankheit, die in der Bevölkerung mit einer Häufigkeit von 1 : 1.600 auftritt.

Wie groß ist die Wahrscheinlichkeit, dass ein Kind des Paares AB an der betreffenden Krankheit leidet?

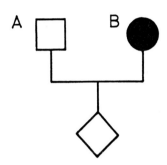

Frage 8-11
Bei einer Untersuchung des Farbsehens wurde festgestellt, dass von 100 Männern 6 eine Deuteranopie bzw. -anomalie aufweisen.

Wie ist die Erwartung für die Häufigkeit von Farbblindheit vom Deutero-Typ bei Frauen der gleichen Bevölkerung?

Frage 8-12
Die häufige Form der familiären Hypercholesterolämie (Typ IIa) wird durch Heterozygotie für ein autosomales Gen verursacht. Die Häufigkeit der Heterozygoten in der Bevölkerung beträgt etwa 1:500.

Wie groß ist die ungefähre Häufigkeit der Homozygoten mit schwerer Hypercholesterolämie (Typ IIa) in der Bevölkerung?

9 Stoffwechseldefekte und deren Folgen

Pseudocholinesterase (Serum-Cholinesterase)-Mangel

- **autosomal-rezessiv** erblich
- Häufigkeit weniger als 1 : 1000
- der Grad kann mit Hilfe eines Tests bestimmt werden (Dibucainzahl)
- erhöhte Empfindlichkeit gegen **Succinyldicholin**
- Gefahr von Narkosezwischenfällen (verlängerte Apnoe nach Verabreichung von Succinyldicholinvor einer Operation)

Azetylase (N-Acetyltransferase)-Mangel

- die unterschiedlichen Acetyliererstatus ("langsamer Acetylierer" / "schneller Acetylierer") beruhen auf einem Polymorphismus der N-Acetyltransferasen
- zur Diagnostik des Acetyliererstatus eignet sich die Bestimmung des Genotyps
- Gefahr der Entwicklung einer **Polyneuritis** nach Langzeitbehandlung mit Isonikotinsäurehydrazid (**INH**)

Glucose-6-Phosphat-DH-Mangel

- s. Kapitel 5.5

KF **9-1**

Vor einer Operation berichtet ein Patient, dass sein Bruder nach einer Operation wegen prolongierter Apnoe behandelt werden musste.

Welche Enzym-Aktivitätsbestimmung sollte im Blutserum des Patienten vor der Operation durchgeführt werden?

10 Genetische Diagnostik und Beratung

Angeborene Fehlbildungen können entstehen durch

- einfach mendelnde Erbfaktoren (s. Kapitel 5)
- multifaktorielle Vererbung (s. Kapitel 6)
- Röteln der Mutter im I. Trimenon
- Alkoholabusus der Mutter im I. Trimenon

typische Merkmale bei der Rötelembryopathie

- Mikrozephalie
- psychomotorische Retardierung
- angeborene Herzfehler, wie z.B. offener Ductus Botalli
- Katarakt
- Innenohrschwerhörigkeit oder -taubheit

typische Merkmale beim sog. (embryo-)fetalen Alkoholsyndrom

- intrauteriner Minderwuchs
- Mikrozephalie
- geistige Retardierung
- kraniofaziale Dysmorphiezeichen, z.B.: Fazies mit niedriger Stirn, engen Lidspalten, kleiner Nase, schmalem Lippenrot, fehlendem Philtrum (Grübchen in der Mitte der Oberlippe) und fliehenden Kinn
- angeborene Herzfehler

Amniozentese

- die Möglichkeit einer Verletzung des Feten ist gering
- die Häufigkeit nach dem Eingriff und evtl. als dessen Folge eintretender ungewollter Fehlgeburten beträgt annähernd **1%**
- bei der Chromosomenanalyse aus dem Fruchtwasser können durch Zwillingsschwangerschaften Fehlbeurteilungen auftreten
- sie ist gut begründet, wenn
  - eine Schwangere schon ein Kind mit einer Myelomeningozele geboren hat
  - eine Frau bereits ein Kind mit einer Trisomie 21 geboren hat
  - ein Elternteil Träger einer balanzierten Translokation des Chromosoms 21 ist
  - eine Schwangere älter als (etwa) 40 Jahre ist

- die Anzüchtung mütterlicher Zellen kommt als Fehlerquelle in Betracht
- mit ihr können in der Frühschwangerschaft (16. - 18. Woche) diagnostiziert bzw. ausgeschlossen werden:
  - das Geschlecht des Kindes
  - das Vorliegen von Anomalien der **Chromosomenzahl** des Kindes
  - das Vorliegen von Anomalien der **Struktur** einzelner Chromosomen des Kindes
  - das Vorliegen bestimmter **Stoffwechselstörungen**, insbesondere von Enzymdefekten
  - das Vorliegen von **Schlussstörungen des Neuralrohres** (Anencephalie, Spina bifida)
  - <u>nicht</u>: Feststellung einer Zwillingsschwangerschaft

Chromosomenanalyse

- üblicherweise in der **Metaphase** der Mitose
- durch Chromosomenanalysen bei einem Kind mit Down-Syndrom und seinen Eltern kann geklärt werden, welches Erkrankungsrisiko für weitere Geschwister besteht, weil das Erkrankungsrisiko für weitere Geschwister davon abhängig ist, ob bei dem erkrankten Kind eine **freie Trisomie 21** oder eine **Translokation** des Chromosoms 21 vorliegt, und ob bei einem Elternteil eine balancierte Translokation des Chromosoms 21 gefunden wird

Frage 10-1
Eine phänotypisch unauffällige Frau besitzt in allen Zellen eine D/G Translokation 14/21; der Mann hat einen normalen Chromosomensatz von 46, XY.

Wie hoch ist in dieser Ehe das Risiko für ein Kind mit Down-Syndrom?

Restriktionsendonukleasen (Restriktionsenzyme)

- schneiden die menschliche DNA in für das jeweilige Enzym charakteristische Stücke
- schneiden an jeweils bestimmten durch die Folge von meist 5 oder 6 Basen der DNA charakterisierten Stellen
- durch eine Basenänderung kann eine **Schnittstelle wegfallen oder** eine **neue entstehen**
- für die **direkte Analyse** (RFLP: Restriktionsfragment- Längenpolymorphismus) ist die **Änderung einer Schnittstelle** im untersuchten Gen erforderlich

Polymerase-Ketten-Reaktion (PCR)

- wird zur **exponentiellen Vermehrung** (Amplifikation) spezifischer **DNA-**Abschnitte angewendet
- die folgenden Schritte werden durchgeführt:
  - Denaturierung doppelsträngiger DNA
  - Primer-Bindung an einzelsträngige DNA
  - Polymerase-Reaktion
- kann eingesetzt werden zum Nachweis von:
  - Deletionen
  - Missense-Mutationen
  - Polymorphismen

Fluoreszenz-in-situ-Hybridisierung (FISH)

- Verwendung von fluoreszenzmarkierten DNA-Sonden, die an komplementären Sequenzen der Ziel-DNA binden
- ermöglicht eine chromosomale **Interphasezelldiagnosik**
- Verfahren zur Kartierung von Genen
- eignet sich zur Diagnostik **chromosomaler Mikrodeletionen** (z.B. zur Bestätigung einer Verdachtsdiagnose DiGeorge-Syndrom ("CATCH 22") durch Nachweis einer Mikrodeletion in 22q11)
- ist zur chromosomalen Zuordnung von Markerchromosomen geeignet
- Methode zum Nachweis **struktureller Chromosomenaberrationen** (z.B. einer Translokation des Onkogens c-myc beim Burkitt-Lymphom)
- die Telomerregionen der Chromosomen können identifiziert werden

11 Möglichkeiten des genetischen Abstammungsnachweises

HLA-System

- Bestimmungen der Faktoren im HLA-System sind auch für die Beurteilung einer fraglichen Vaterschaft sehr erfolgversprechend, weil
  - die HLA-Loci eine Vielzahl von relativ häufigen Allelen aufweisen
  - beim HLA-System zahlreiche **multiple Allele** an verschiedenen Genloci einen hohen Grad von **Polymorphismus** in der Bevölkerung bedingen

HLA-Merkmale

- ein Haplotyp umfasst mehrere gekoppelte Genloci
- an jedem HLA-Locus gibt es multiple Allele
- im HLA-System werden selten Rekombinationen beobachtet
- zeigen enge Beziehungen zu zahlreichen Krankheiten, so ist z.B. **HLA-B27** mit Spondylitis ankylosans (M. Bechterew der Wirbelsäule) assoziiert
- die Gewebsantigene des HLA-Systems haben Bedeutung für die Abstoßung bzw. das Angehen von Transplantaten

Papillarleistenmuster der Fingerbeeren, Handflächen und Fußballen sowie die Furchen der Handflächen

- können wesentlich zur Erkennung von Kindern mit Chromosomenanomalien beitragen
- können bei der Abstammungsbegutachtung ("Vaterschaftsgutachten") verwendet werden

Weitere für den Abstammungsnachweis verwendbare Verfahren und Systeme

- **AB0**-System (A und B sind dominant gegenüber 0; A und B verhalten sich kodominant zueinander; A_1 ist dominant gegenüber A_2)
- Chromosomenanalyse
- **Enzym**polymorphismen
- **Haptoglobin**system
- **MN**-Blutgruppensystem (M und N verhalten sich **kodominant** zueinander)
- **Rhesus**-System

Frage 11-1
Ein Kind hat die Blutgruppe 0.

Welche Blutgruppe können die Eltern nicht haben?

Frage 11-2
Der Vater eines Kindes hat die Blutgruppe AB, MN, die Mutter 0, M.

Wie groß ist die Wahrscheinlichkeit, dass ein Kind die Blutgruppenkonstellation B, MN hat?

12 Lösungen

Kapitel 2

Lösung zur Frage **2-1**
1 zu 50 000
[Nach der direkten Methode zur Bestimmung der Mutationsrate ist μ = Zahl der Neumutationen / 2 • Gesamtgeburtenzahl
Berechnung:
μ = 4 / 2 • 100 000 = 2 / 100 000 = 1 / 50 000]

Kapitel 3

Lösung zur Frage **3-1**
(B) 46, XX
[Die Wahrscheinlichkeit für einen "normalen" weiblichen Karyotyp ist einfach deswegen am größten, weil er von den vorgegebenen möglichen am weitaus häufigsten vorkommt.
(A) 45, X (Turner-Syndrom) kommt wegen eines "fehlenden" zweiten X-Chromosoms (Barr-Körperchens) nicht in Frage. Das gleiche gilt für (C) 46, XY / 45, X (ein chromosomales Mosaik aus Zellen mit männlichen Karyotyp und Turner-Syndrom).
Bei (E) 47, XXX müssten auch Zellkerne mit zwei Barr-Körperchen gefunden werden.
Das chromosomale Mosaik aus weiblichen Zellen mit einem und zwei X-Chromosomen (D) 46, XX / 45, X wäre auch möglich, ist aber natürlich sehr selten und deshalb unwahrscheinlich. Die Prozentangabe liegt im Normalbereich für die Anzahl der Zellkerne, in denen Barr-Körperchen gefunden werden.]

Klinischer Fall **3-1**
Adrenogenitales Syndrom (NNR-Hypertrophie)

Kapitel 4

Lösung zur Frage **4-1**
nicht: (1) 45, XX, -14, -21, +t(14q;21q)
[Die Angaben zeigen erst die Gesamtanzahl der Chromosomen (hier: 45), dann die Gonosomen (XX) und abschließend die Besonderheiten (hier, dass je ein freies Chromosom 14 und 21 fehlt und ein Translokationschromosom aus den q-Armen der Chromosomen 14 und 21 zusätzlich vorhanden ist. In der Summe finden sich damit zwei Chromosome 21.
Bei allen anderen Antwortmöglichkeiten kommen zumindest bei einem Teil der Zellen drei Chromosomen 21 vor. (2) beschreibt die freie Trisomie 21 und (3) ein Mosaik mit dieser und "normalen" männlichen Zellen. Bei (4) findet sich neben einem freien Chromosom 21 noch ein Translokationschromosom, das aus den q-Armen von zwei Chromosomen 21 besteht und somit in der Summe das genetische Material von drei Chromosomen 21 ($\rightarrow$ Translokationstrisomie 21) enthält. Auch bei (5) handelt es sich um eine Translokationstrisomie, wobei hier die zentrische Fusion (Robertsonsche Translokation) den q-Arm eines Chromosoms 21 und den q-Arm eines Chromosoms 15 betrifft.]

Klinische Fälle **4-1a+b**
(Ullrich-)Turner-Syndrom

Klinischer Fall **4-2**
47, XYY

Karyogramm **1**
Diagnose: **46, XX**

Karyogramm **2**
Diagnose: **47, XX, +13**

Karyogramm **3**
Diagnose: **47, XXY**

Kapitel 5

Lösung zur Frage **5-1**
40%.
[Die Wahrscheinlichkeit eines heterozygoten Kranken, das betreffende Gen an ein Kind weiterzugeben, ist 50%. Von den Kindern, die es erhalten, erkranken 80% (Penetranz 80%).
0,5 • 0,8 = 0,4]

Lösung zur Frage **5-2**
97%.
[Eine genetische Distanz von 3 cM (centiMorgan) entspricht einer Rekombinationshäufigkeit von 3% zwischen dem defekten autosomal-dominanten Gen und dem gekoppelten Allel A. D.h. bei 100 Meiosen werden beide Genorte 3mal voneinander getrennt und 97mal gemeinsam weitergegeben.]

Lösung zur Frage 5-3
Das Risiko entspricht der Neumutationsrate
[Wegen der vollständigen Penetranz kann man im Regelfall davon ausgehen, dass das erste Kind das autosomal-dominante Leiden aufgrund einer Neumutation entwickelt hat.]

Lösung zur Frage 5-4
Nein, die Wahrscheinlichkeit für die Kinder des älteren Sohns ist geringer.
[Schematisch betrachtet ist das Risiko für jedes Kind des Patienten selbst an Chorea Huntington zu erkranken 50% und für jeden Enkel 25%. Da allerdings der ältere Sohn bereits 38 Jahre alt und gesund ist, ist das Risiko, dass er das Gen vom Vater geerbt hat geringer als das vom jüngeren Sohn, der noch elf Jahre gesund bleiben muss, um das gleiche Lebensalter manifestationsfrei zu erleben. Je höher das Lebensalter der gesunden Söhne ist, desto geringer wird das Risiko noch an Chorea Huntington zu erkranken oder die Krankheit an ihre Kinder weiterzugeben.]

Lösung zur Frage 5-5
etwa 1:100 000
[Da beide Eltern erscheinungsfrei sind, kann man im Regelfall davon ausgehen, dass ihr Sohn die Achondroplasie aufgrund einer Neumutation bekommen hat.]

Lösung zur Frage 5-6
ca. 50%
[Im Unterschied zur vorherigen Aufgabe hat hier ein Elternteil die autosomal-dominante Erkrankung selbst und damit im Regelfall ein krankheitsverursachendes Allel, das es an die Hälfte der Kinder weitergeben wird.]

Lösung zur Frage 5-7
I1: p = 1; II3: p = 2/3; II4: p = 1/4; III1: p = 1/8;
[Ausgangspunkt bei Stammbäumen zum autosomal-rezessivem Erbgang sind grundsätzlich die Erkrankten. II1 und II2 sind erkrankt (ausgefüllte Symbole) und müssen deshalb zwei krankheitsverursachende Allele aufweisen (åå). Je eines davon muss von ihren Eltern gekommen sein, die deshalb heterozygot (Aå) sein müssen (→ I1: p = 1).
Die Schwester der Erkrankten ist selbst gesund, sodass von den theoretisch vier Möglichkeiten, wie die Kinder von zwei Heterozygoten aussehen können (AA; Aå; åA; åå), die kranke (åå) nicht in Frage kommt und somit ihre Heterozygoten-

wahrscheinlichkeit 2/3 beträgt (→ II3: p = 2/3).
Anmerkung: Es ist nützlich, sich für die Prüfung zu merken, dass bei autosomal-rezessiven Erkrankungen unter den gesunden Geschwistern von Kranken 2/3 heterozygot (Konduktoren) sind, da dieser Faktor in vielen Aufgaben benötigt wird.
Da die Mutter der Erkrankten Konduktorin ist, hat sicherlich auch einer ihrer Eltern (diese Generation ist im Stammbaum nicht eingezeichnet) das krankheitsverursachende Allel, welches deshalb mit einer Wahrscheinlichkeit von 1/2 auch auf ihre Schwester (I3) übertragen wurde. Die Schwester wird, sofern sie das Allel erhalten hat, dieses wieder mit einer Wahrscheinlichkeit von 1/2 an ihre Kinder weitergeben, die folglich eine Wahrscheinlichkeit von 1/2 • 1/2 = 1/4 haben, selbst heterozygot zu sein (→ II4: p = 1/4).
Die Weitergabe an ihre Kinder erfolgt dann wieder in 50% der Fälle, in denen die Eltern Konduktoren sind 1/2 • 1/4 = 1/8 (→ III1: p = 1/8)]

Lösung zur Frage 5-8
1/8
[Aufgrund des seltenen rezessiven Erbleidens des Kindes aus erster Ehe, können wir davon ausgehen, dass beide Eltern Konduktoren (Aå) für das krankheitsverursachende Allel waren. Die Muter dieses Kindes und der Bruder des Vaters (und neuer Ehemann) fragen nun nach dem Risiko für ihr erstes Kind. Da die Mutter Konduktorin ist, besteht eine Wahrscheinlichkeit von **1/2**, dass sie das krankheitsverursachende Allel (å) an ein Kind weitergibt.
Da auch einer der Eltern der beiden Brüder das krankheitsverursachende Allel gehabt haben wird, besteht für den zweiten Ehemann eine Wahrscheinlichkeit von **1/2** auch das betreffende Allel zu tragen. Wenn der zweite Ehemann auch Konduktor ist, wird er das betreffende Allel mit einer Wahrscheinlichkeit von **1/2** an ein Kind weitergeben (1/2 • 1/2 • 1/2 = 1/8).
Anmerkung: Bei solchen Aufgaben kann es hilfreich sein, sich die Familienverhältnisse durch Zeichnen eines Stammbaums zu verdeutlichen.]

Lösung zur Frage 5-9
1/64
[Für diese Aufgabe muss lediglich das urgroßväterliche Allel a betrachtet werden. Es wird mit einer Wahrscheinlichkeit von 1/2 (da der Urgroßvater entweder a oder b abgeben muss) an seine Kinder weitergegeben, die es dann ebenfalls mit einer Wahrscheinlichkeit (p) von 1/2 weitergeben werden, sofern sie es selbst erhalten haben. Damit

das Allel a zweimal (homozygot) beim Urenkel "ankommt", muss der Urgroßvater es an seine Tochter (p = 1/2), diese an ihren Sohn (p = 1/2) und der an den Urenkel (p = 1/2) übertragen und außerdem muss der Urgroßvater es auch an seinen Sohn (p = 1/2) und dieser an seine Tochter (p = 1/2) und sie an den Urenkel (p = 1/2) übertragen.
(1/2 • 1/2 • 1/2 • 1/2 • 1/2 • 1/2 = 1/64)]

Lösung zur Frage **5-10**
1/9
[Sowohl der Mann als auch die Frau weisen als gesunde Geschwister von autosomal-rezessiven Erkrankten **jeweils** eine Wahrscheinlichkeit von **2/3** (s. Lösung zu Frage 5-7) auf, selbst Konduktoren zu sein. Sollten beide Konduktoren sein, so geben sie ihr betroffenes Allel **jeweils** mit einer Wahrscheinlichkeit von **1/2** weiter, sodass sich insgesamt folgende Wahrscheinlichkeit ergibt:
2/3 • 2/3 • 1/2 • 1/2 = 1/9]

Lösung zur Frage **5-11**
1/18
[Da der mittlere Bruder von der autosomal-rezessiven Erkrankung betroffen ist, haben seine gesunden Brüder **jeweils** eine Wahrscheinlichkeit von **2/3** (s. Lösung zu Frage 5-7) selbst Konduktoren zu sein. Der ältere Bruder gibt das krankheitsauslösende Allel mit einer Wahrscheinlichkeit von **1/2** an seine Tochter weiter und diese, wie auch der jüngere Bruder, **jeweils** wieder mit einer Wahrscheinlichkeit von **1/2** an das erwartete Kind, sodass sich insgesamt folgende Wahrscheinlichkeit ergibt:
2/3 • 2/3 • 1/2 • 1/2 • 1/2 = 1/18]

Lösung zur Frage **5-12**
E
[Die klinischen Zeichen sprechen für die zystische Fibrose und eine verursachende Mutation (Delta F 508) wurde bereits nachgewiesen. Somit spricht alles dafür, dass der Säugling von der zystischen Fibrose betroffen ist (1. Aussage falsch), da die diese Erkrankung nicht nur bei den Individuen auftritt, die für die Delta F 508-Mutation homozygot sind, (2. Aussage falsch) sondern auch bei compound Heterozygoten, die zwei unterschiedliche Defekt-Allele aufweisen (→ bei der zystischen Fibrose liegt multiple Allelie vor)]

Lösung zur Frage **5-13**
1/16
[Wenn beide Eltern heterozygot für ein Mukoviszidose verursachendes Gen (Aa) sind, ist das Risiko für jedes ihrer Kinder zu erkranken 1/4. Da die Wahrscheinlichkeit der beiden Kinder zu erkranken unabhängig voneinander ist, ergibt sich für beide Kinder eine Erkrankungswahrscheinlichkeit von 1/4 • 1/4 = 1/16]

Lösung zur Frage **5-14**
(1): **1/2**; (2): **1/4**; (3): **1/4**; (4): **1/16**
[Wenn beide Eltern heterozygot für beide krankheitsverursachenden Gene (Aa) sind, so ist das Risiko für jedes ihrer Kinder für eine Krankheit ebenfalls heterozygot zu sein 1/2 und zu erkranken 1/4.
Da die Wahrscheinlichkeiten an beiden Krankheiten zu erkranken unabhängig voneinander sind, ergibt sich eine Heterozygotenwahrscheinlichkeit für beide anomalen Gene von 1/2 • 1/2 = 1/4 und eine Erkrankungswahrscheinlichkeit von 1/4 • 1/4 = 1/16]

Lösung zur Frage **5-15**
1/24
[Die Schwester des Erkrankten hat wieder eine Wahrscheinlichkeit von **2/3** heterozygot (s. Lösung zu Frage 5-7) zu sein. Die Mutter des Erkrankten war ebenso, wie einer der nicht eingezeichneten Großeltern, Konduktor. Somit ist die Wahrscheinlichkeit für den Bruder der Mutter **1/2**, dass er heterozygot ist und ebenfalls **1/2** die Wahrscheinlichkeit, dass er dann das betreffende Allel an seinen Sohn weitergibt. Sollten beide, Schwester und Vetter, heterozygot sein, besteht **jeweils** ein Risiko von **1/2**, das Allel auf ihr Kind zu übertragen. Es ergibt sich folglich dieses Risiko:
2/3 • 1/2 • 1/2 • 1/2 • 1/2 = 1/24]

Lösung zur Frage **5-16**
Zufall
[Bei zwei Eltern, die beide Konduktoren (Aa) sind, ist das Risiko für jedes Kind Albinismus zu bekommen 1/4. Bei Familien mit drei Kindern hat so zufällig jede 64ste drei betroffene Kinder (1/4 • 1/4 • 1/4 = 1/64)]

Lösung zur Frage 5-17
nahezu 0
[Der Mann kann die Vitamin-D-resistente Rachitis nicht an einen Sohn weitergeben, da sie X-chromosomal vererbt wird. Die Wahrscheinlichkeit, dass ein Sohn Achondroplasie (autosomal-dominant vererbt) bekommt, beträgt 50%; beide Krankheiten bekommt er jedoch nur, falls eine Neumutation (sehr unwahrscheinlich) die hypophosphatämische Rachitis verursacht.]

Lösung zur Frage 5-18
nur (3): XY und (4): XYY
[Bei (1) X0 kann das X vom Vater oder der Mutter kommen. Bei (2) XX wird wahrscheinlich je ein X von Mutter und Vater kommen. Bei (5) XXY kommt ein X von der Mutter und das Y vom Vater; das zweite X kann von Mutter oder Vater kommen.
Bei (3) XY und (4) XYY hingegen kommen das (oder die) Y garantiert vom Vater, sodass das X höchstwahrscheinlich von der Mutter stammt.]

Lösung zur Frage 5-19
3 Kinder
[Alle Töchter erben die X-chromosomalen Gene ihres Vaters.]

Lösung zur Frage 5-20
D
[Das Risiko das Gen für die Hämophilie geerbt zu haben, ist für die Frauen (1) und (2) gleich groß, da sie beide Töchter der Schwester der beiden erkrankten Männer sind (1. Aussage falsch). Die Tatsache, dass in Verbindung (A) Vetter und Base 1. Grades, also die Kinder von Geschwistern (2. Aussage richtig), einen Sohn bekommen können, erhöht hier das Risiko für Hämophilie A nicht.]

Lösung zur Frage 5-21
Für die Frau A beträgt das Risiko, Genträgerin zu sein 1/4. Für Frau B ergibt sich, da sie vier gesunde und keine kranken Brüder hat, eine geringere Wahrscheinlichkeit Genträgerin zu sein.
[Bei schematischem Vorgehen kommt in beiden Fällen das gleiche heraus: die Großmutter muss wegen der beiden erkrankten Söhne Konduktorin sein; ihre Tochter wird mit einem Risiko von 1/2 und ihre Enkelin mit einem Risiko von 1/4 Genträgerin.
Nicht vernachlässigt werden kann jedoch der einzige Unterschied der beiden Stammbäume: Frau A hat eine gesunde Schwester und Frau B vier gesunde Brüder. Da Männer im Gegensatz zu Frauen bei X-chromosomal-rezessiven Erkrankungen bereits bei einem betroffenen Allel erkranken, wäre bei einer heterozygoten Mutter bei jedem zweiten Sohn mit der Hämophilie zu rechnen. Vier gesunde Söhne (Wahrscheinlichkeit: 1/2 • 1/2 • 1/2 • 1/2 = 1/16) sind zwar möglich, sprechen jedoch etwas dagegen, dass die Mutter von Frau B Genträgerin ist, da in diesem Fall nur eine von 16 Familien mit 4 Söhnen nur gesunde Söhne hätte.]

Lösung zur Frage 5-22
1/8
[Die hämophilen Männer II3 und II4 könnten das betreffende Allel nur von ihrer Mutter (Konduktorin) erhalten haben. Da die Mutter (I1) zwei Allele hat, wird sie das Hämophilie-Allel mit einer Wahrscheinlichkeit von **1/2** an ihre Tochter weitergeben. Sollte die Tochter (II2) das Allel erhalten haben, so wird sie es wieder mit einer Wahrscheinlichkeit von **1/2** auf ihre Tochter (III1) und diese dann ebenfalls mit **1/2** auf ihr Kind übertragen. Die Wahrscheinlichkeit, dass das Kind das Hämophilie B-Gen von der Mutter erhält, ist somit (1/2 • 1/2 • 1/2 =) 1/8. In diesem speziellen Fall (der Vater ist selbst krank!) kann vom Vater kein intaktes Allel für den Gerinnungsfaktor IX weitergegeben werden. Entweder der Vater gibt das X mit dem Defekt-Allel weiter (→ jede achte Tochter erkrankt) oder er gibt sein Y-Chromosom weiter, das gar kein Gen für den Gerinnungsfaktor IX enthält (→ jeder achte Sohn erkrankt). In diesem Fall ist somit das Risiko für Söhne und Töchter trotz X-chromosomal-rezessiver Vererbung gleich.]

Lösung zur Frage 5-23
Nein
[Das Risiko für Hämophilie A ist nicht erhöht, da der Bruder des Erkrankten das Allel offensichtlich (nicht ausgefülltes Symbol) nicht erhalten hat. Die Schwester des an Hämophilie B Erkrankten wird hingegen mit einer Wahrscheinlichkeit von 1/2 das betreffende Gen auch aufweisen.]

Lösung zur Frage 5-24
0,05
[Männer erkranken an einer X-chromosomal-rezessiven Erkrankung so oft, wie das krankheitsverursachende Allel in der Bevölkerung vorkommt, da sie für X-chromosomale Gene hemizygot sind, weil sie nur ein einziges X-

Chromosom besitzen. Dass die Ausprägung eines X-chromosomalen Merkmals bei Männern der Allelfrequenz (q) entspricht, wird in Kapitel 8 bei einigen Fragen wieder von Bedeutung sein.]

Lösung zur Frage 5-25
2

[Alle Söhne sind deuteranop, die Töchter haben normales Farbsehvermögen. Söhne erhalten ihr einziges X-Chromosom von der Mutter. Wenn die Mutter eine X-chromosomale Erkrankung hat und damit homozygot für das entsprechende Allel ist, werden auch alle ihre Söhne diese Erkrankung bekommen. Auch alle ihre Töchter bekommen natürlich das betreffende Allel (hier bezüglich der Grünblindheit) von der Mutter. Da die Töchter jedoch auch ein intaktes Allel bezüglich des Grünsehens vom Vater erhalten, sind sie nur Konduktoren der Grünblindheit. Für die Rotblindheit gilt für die Töchter, bei umgekehrten Vorzeichen, das Gleiche.]

Lösung zur Frage 5-26
1/16

[Die Aufgabe ist sehr ähnlich zu Frage 5-21. Auch hier könnten die hämophilen Männer (II3) und (II4) das betreffende Allel nur von ihrer Mutter (Konduktorin) erhalten haben. Da die Mutter (I2) zwei Allele hat, wird sie das Hämophilie-Allel mit einer Wahrscheinlichkeit von **1/2** an ihre Tochter weitergeben. Sollte die Tochter (II2) das Allel erhalten haben, so wird sie es wieder mit einer Wahrscheinlichkeit von **1/2** auf ihre Tochter (III1) und diese dann ebenfalls mit **1/2** auf ihr Kind übertragen. Die Wahrscheinlichkeit, dass das Kind das Deuteranopie-Gen von der Mutter erhält, ist somit wieder (1/2 • 1/2 • 1/2 =) 1/8. Im Gegensatz zu Frage 5-21 ist der Vater hier nicht selbst krank! Dementsprechend wird er an jede Tochter das intakte Gen weitergeben, sodass alle Töchter gesund sind (Deuteranopie-Wahrscheinlichkeit: 0, Konduktorinnen-Wahrscheinlichkeit: 1/8). Jeder Sohn hingegen erhält das Y-Chromosom, das gar kein Gen für das Grünsehen enthält (Deuteranopie-Wahrscheinlichkeit 1/8). Da etwa jedes zweite Kind ein Sohn wird und nur diese erkranken, liegt die Deuteranopie-Wahrscheinlichkeit für Kinder insgesamt bei 1/8 • 1/2 = 1/16.]

Lösung zur Frage 5-27
50%

[Da die beiden Söhne aus der ersten Ehe ihr X, wie alle Männer, von ihrer Mutter bekommen haben, muss diese Konduktorin für die Muskeldystrophie Typ Duchenne sein. Völlig unabhängig davon mit welchem Mann sie weitere Kinder bekommt, haben alle zukünftigen Söhne ein Risiko von 50% das betreffende Allel zu erben und somit zu erkranken.]

Lösung zur Frage 5-28
Crossing-over

[Da ein Sohn beide X-chromosomalen Erbmerkmale und der andere nur eines bekommen hat, muss Crossing-over aufgetreten sein. Hätte die Mutter nämlich ein X-Chromosom mit dem Gen für die Muskeldystrophie und die Deuteranopie, das der eine Sohn aufweist und ein anderes mit nur dem Deuteranopie-Gen, das der andere Sohn aufweist, wäre sie selbst grünblind und hätte nicht, wie in der Frage steht, ein normales Farbsehvermögen.]

Lösung zur Frage 5-29
B

[**A**: Väter mit Hämophilie A (Vererbung: X-chromosomal-rezessiv) geben ihr einziges X-Chromosom und damit auch das Hämophilie-Gen an jede Tochter (→ Heterozygotenanteil: **100%**).
B: Brüder mit Hämophilie A haben ihr krankheitsverursachendes Allel von der Mutter erhalten. Da die Mutter zwei X-Chromosomen besitzt, gibt sie dies Allel an die Hälfte ihrer Kinder (→ Heterozygotenanteil: **50%**).
C: Schwestern mit Mukoviszidose (Vererbung: autosomal-rezessiv) haben heterozygote Eltern (Aa). Da es um die gesunden Brüder geht, kommen von den theoretisch vier Möglichkeiten, wie die Kinder von zwei Heterozygoten aussehen können (AA; Aa; aA; aa), die kranke (aa) nicht in Frage und ihre Heterozygoten-Wahrscheinlichkeit beträgt somit **2/3**.
D: Mütter mit Albinismus (Vererbung: autosomal-rezessiv) haben zwei betroffene Allele und geben eines davon an jedes ihrer Kinder (→ Heterozygotenanteil: **100%**).
E: Brüder mit klassischer Phenylketonurie (Vererbung: autosomal-rezessiv) haben heterozygote Eltern (Aa). Wie oben für die Mukoviszidose erklärt, haben auch hier gesunde Geschwister von Erkrankten eine Heterozygoten-Wahrscheinlichkeit von **2/3**.]

Kapitel 6

Lösung zur Frage **6-1**
3 - 5%
[Dies ist eine auf empirischen Daten beruhende Angabe, die nicht errechnet werden kann, sondern deren Größenordnung wiedererkannt werden muss.]

Kapitel 7

Lösung zur Frage **7-1**
30%
[Lösungsansatz:
Gesamthäufigkeit minus doppelte Häufigkeit der Pärchenzwillinge = erwartete Häufigkeit der eineiigen Zwillingspaare
Berechnung:
100 - 2 • 35 = 100 - 70 = 30]

Lösung zur Frage **7-2**
E = 1 - 2g
[Dies entspricht der Formelschreibweise für: Erwartete Häufigkeit der eineiigen Zwillingspaare (E) = Gesamthäufigkeit (1) minus doppelte Häufigkeit der Pärchenzwillinge (2g)]

Kapitel 8

Vorbemerkung/ Lösungsansatz:
Um die Aufgaben **möglichst einfach** und effizient zu bearbeiten, verwenden wir, so weit dies möglich ist, nur die folgenden drei Frequenzen:
- **q**: Frequenz des selteneren Allels (a) sowie Frequenz der hemizygoten Männer (beim X-chromosomalen Erbgang)
- **2q**: Heterozygotenfrequenz (Aa)
- **q^2**: Homozygotenfrequenz (aa)

Meist wird eine der drei Frequenzen gesucht und eine andere ist gegeben. Diese Frequenzen muss man versuchen, aus dem Aufgabentext zu entnehmen und dann zu berechnen.

Lösung zur Frage **8-1**
E
[**Gesucht**: die (höchste) Heterozygotenfrequenz = **2q**
Gegeben: die Allelfrequenzen von a = **q**
Berechnung:
Wenn man den Zahlenwert für a jeweils verdoppelt, ergibt sich natürlich der höchste Wert beim größten Ausgangswert. Es ist auch nachvollziehbar, dass es bei gleicher Häufigkeit beider Allele die meisten Heterozygoten geben muss.]

Lösung zur Frage **8-2**
0,25%
[**Gesucht**: die Häufigkeit der merkmalstragenden Frauen = Homozygotenfrequenz = q^2
Gegeben: die Häufigkeit eines X-chromosomal-rezessiven Merkmals bei Männern = Frequenz der hemizygoten Männer = q = 5% = 0,05
Berechnung:
q = 0,05
$q^2 = (0,05)^2 = 0,05 • 0,05 = 0,0025 = 0,25\%$.]

Lösung zur Frage **8-3**
1%
[**Gesucht**: die Homozygotenfrequenz = q^2
Gegeben: die Heterozygotenfrequenz 2q = 20% = 0,2
Berechnung:
2q = 0,2
q = 0,1
$q^2 = (0,1)^2 = 0,1 • 0,1 = 0,01 = 1\%$.]

Lösung zur Frage **8-4**
1/300
[Bei dieser Frage muss man für die Weitergabe des Phenylketonurie-Gens auf der **mütterlichen** Seite auf den Lösungsansatz aus Kapitel 5 zurückgreifen. Die Mutter hat als gesunde Schwester eines autosomal-rezessiv Erkrankten selbst ein Risiko von **2/3** Konduktorin zu sein (s. Lösung zu Frage 5-7). Falls sie Konduktorin ist, wird sie in der **Hälfte** der Fälle das betreffende Allel an ihr Kind weitergeben, sodass das Risiko das Gen über die mütterliche Seite zu erhalten, insgesamt 2/3 • 1/2 = **1/3** ist. Für die Weitergabe über die **väterliche** Seite wenden wir uns wieder unserem Lösungsschema dieses Kapitels zu:

Gesucht: die Frequenz mit der jedes Allel, das der deutschstämmige Mann an sein Kind weitergibt, das Phenylalanin-Allel ist = Allelfrequenz = **q**

Gegeben: die Homozygotenfrequenz = q^2 und zwar ganz indirekt: durch die Angabe der Krankheit und der Deutschstämmigkeit des Mannes, ist die deutsche Krankheitshäufigkeit an Phenylketonurie erwähnt, die im Examen als bekannt vorausgesetzt wird: 1/10 000

Berechnung:
$q^2 = 1/10\,000$
$q = \sqrt{1/10\,000} = 1/100$

Damit das Kind erkrankt, muss sowohl die Mutter (Wahrscheinlichkeit: 1/3) als auch der Vater (Wahrscheinlichkeit: 1/100) das Phenylalanin-Allel weitergeben. Es ergibt sich somit für das Kind ein Erkrankungsrisiko von:
$1/3 \cdot 1/100 = 1/300$]

Lösung zur Frage **8-5**
0,64%
[**Gesucht**: die Häufigkeit von Frauen mit Homozygotie für das Glucose-6-phosphat-DH-Mangel-Gen = Homozygotenfrequenz = q^2

Gegeben: die Häufigkeit von Glucose-6-phosphat-DH-Mangel (X-chromosomal-rezessiver Erbgang) bei Männern = Frequenz der hemizygoten Männer = **q** = 40/500 = 4/50 = 8/100 = 0,08

Berechnung:
$q = 0,08$
$q^2 = (0,08)^2 = 0,08 \cdot 0,08 = 0,0064 = 0,64\%.$]

Lösung zur Frage **8-6**
1%
[Bei dieser Frage muss man für die Weitergabe des autosomal-rezessiven Gens auf der **väterlichen** Seite auf den Lösungsansatz aus Kapitel 5 zurückgreifen. Der kranke Großvater (I2) besitzt zwei Defekt-Allele und gibt deshalb an seinen Sohn sicher (Wahrscheinlichkeit: 100%) ein Defekt-Allel weiter. Der Sohn (II1) ist somit heterozygot und wird das betreffende Allel an die Hälfte seiner Kinder weitergeben, sodass das Risiko das Allel über die väterliche Seite zu erhalten, insgesamt **1/2** ist. Für die Weitergabe über die **mütterliche** Seite wenden wir uns wieder unserem Lösungsschema dieses Kapitels zu:

Gesucht: die Frequenz mit der jedes Allel, das die Frau aus dieser Bevölkerung an ihr Kind weitergibt, das Defekt-Allel ist = Allelfrequenz = **q**

Gegeben: die Häufigkeit der Krankheit in der Bevölkerung = Homozygotenfrequenz = q^2 = 1/2 500

Berechnung:
$q^2 = 1/2\,500$
$q = \sqrt{1/2\,500} = 1/50$

Damit das Kind erkrankt, muss sowohl der Vater (Wahrscheinlichkeit: 1/2) als auch die Mutter (Wahrscheinlichkeit: 1/50) das Defekt-Allel weitergeben. Es ergibt sich somit für das Kind ein Erkrankungsrisiko von:
$1/2 \cdot 1/50 = 1/100 = 1\%$]

Lösung zur Frage **8-7**
1:100
[**Gesucht**: die erwartete Häufigkeit (X-chromosomal-rezessiver Erbgang) bei Männern = Frequenz der hemizygoten Männer = **q**

Gegeben: die Häufigkeit einer klinisch harmlosen X-chromosomal-rezessiven Anomalie bei Frauen = Homozygotenfrequenz = q^2 = 0,01 Prozent = 0,0001

Berechnung:
$q^2 = 0,0001$
$q = \sqrt{0,0001} = 0,01 = 1:100$]

Lösung zur Frage **8-8**
0,02
[**Gesucht**: die Heterozygotenfrequenz = **2q**
Gegeben: die Allelfrequenz = **q** = 0,01
Berechnung:
$q = 0,01$
$2q = 2 \cdot 0,01 = 0,02$]

Lösung zur Frage **8-9**
1:25
[**Gesucht**: die Heterozygotenfrequenz **2q**
Gegeben: die Homozygotenfrequenz = q^2 = 1/2 000, da für die Berechnung die Wurzel gezogen werden muss und in der Aufgabe nur nach der Größenordnung des Ergebnisses gefragt wird, ist es sinnvoll, mit einer Zahl zu arbeiten, aus der dies einfacher ist → bei der Mukoviszidose in Mitteleuropa bietet sich 1/2 500 an

Berechnung:
$q^2 = 1/2\,500$
$q = \sqrt{1/2\,500} = 1/50$
$2q = 2 \cdot 1/50 = 2/50 = 1/25 = 1:25$

Lösung zur Frage 8-10
ca. 2,5%
[Da die kranke Mutter nur zwei Defekt-Allele besitzt, gibt sie sicher (Wahrscheinlichkeit: 100%) eines an ihr Kind weiter, sodass das Risiko das Defekt-Allel über die **mütterliche** Seite zu erhalten **1** ist. Für die Weitergabe über die **väterliche** Seite wenden wir uns wieder unserem Lösungsschema dieses Kapitels zu:
Gesucht: die Frequenz mit der jedes Allel, das der Mann aus dieser Bevölkerung an sein Kind weitergibt, das Defekt-Allel ist = Allelfrequenz = **q**
Gegeben: die Häufigkeit der Krankheit in der Bevölkerung = Homozygotenfrequenz = q^2 = 1/1 600
Berechnung:
q^2 = 1/1 600
q = √1/1 600 = 1/40
Damit das Kind erkrankt, muss sowohl die Mutter (Wahrscheinlichkeit: 1) als auch der Vater (Wahrscheinlichkeit: 1/40) das Defekt-Allel weitergeben. Es ergibt sich somit für das Kind ein Erkrankungsrisiko von:
1 • 1/40 = 1/40 = 2,5%]

Lösung zur Frage 8-11
0,36%
[**Gesucht**: die Häufigkeit von Farbblindheit vom Deutero-Typ bei Frauen = Homozygotenfrequenz = q^2
Gegeben: die Häufigkeit der Deuteranopie bzw. -anomalie (ein X-chromosomal-rezessiven Merkmal) bei Männern = Frequenz der hemizygoten Männer = **q** = 6/100 = 0,06
Berechnung:
q = 0,06
q^2 = $(0,06)^2$ = 0,06 • 0,06 = 0,0036 = 0,36%.]

Lösung zur Frage 8-12
1:1 000 000
[**Gesucht**: die Homozygotenfrequenz = q^2
Gegeben: die Heterozygotenfrequenz **2q** = 1:500 = 1/500 = 2/1 000
Berechnung:
2q = 2/1 000
q = 1/1 000
q^2 = $(1/1 000)^2$ = 1/1 000 • 1/1 000 = 1/1 000 000 = 1: 1 000 000]

Kapitel 9
Klinischer Fall **9-1**
Pseudocholinesterase

Kapitel 10
Lösung zur Frage **10-1**
etwa 10%
[Dies ist eine auf empirischen Daten beruhende Angabe, die nicht errechnet werden kann, sondern deren Größenordnung wiedererkannt werden muss.
Wäre hingegen der Vater Träger einer Translokation 14/21, so läge das Risiko für ein Kind mit Down-Syndrom unter 5%. Sollte jedoch einer der Eltern (Mutter oder Vater) Träger einer Translokation 21/21 sein, so wäre das Risiko 100%.]

Kapitel 11
Lösung zur Frage **11-1**
ein Elternteil AB
[Da dieser Elternteil entweder A oder B an das Kind weitergegeben haben müsste und das Blutgruppen-Allel 0, als rezessives Allel, sich nur im homozygoten Zustand (00) manifestiert.]

Lösung zur Frage **11-2**
1/4
[Wenn der Vater die Blutgruppe AB und die Mutter die Blutgruppe 0 (Genotyp 00) hat, ist die Wahrscheinlichkeit bei den Kindern 1/2 für die Blutgruppe B (und auch 1/2 für die Blutgruppe A).
Wenn der Vater die Blutgruppe MN und die Mutter die Blutgruppe M (Genotyp MM) hat, ist die Wahrscheinlichkeit bei den Kindern 1/2 für die Blutgruppe MN (und auch 1/2 für Blutgruppe M). Die nachgefragte Blutgruppenkonstellation B, MN aus den beiden unabhängigen Blutgruppensystemen hat somit eine Wahrscheinlichkeit von 1/2 • 1/2 = 1/4]

13 "Liste von Erbkrankheiten"

Autosomal-dominant
- Achondroplasie
- Apert-Syndrom (Akrozephalosyndaktylie)
- Chorea Huntington
- HNPCC-Syndrom (Lynch-Syndrom)
- Hyperlipoproteinämie Typ IIA (familiäre Hypercholesterinämie)
- Marfan Syndrom
- Myotone Dystrophie
- Neurofibromatose Typ I (v. Recklinghausen)

Autosomal-rezessiv
- Adrenogenitales Syndrom
- Albinismus (totalis)
- Alkaptunurie
- Genetisch bedingte Taubstummheit / Gehörlosigkeit
- Infantile spinale Muskelatrophie (Werdnig-Hoffmann)
- Metachromatische Leukodystrophie
- Mucopolysaccharidose Typ I
- Mukoviszidose (Zystische Fibrose)
- Klassische Phenylketonurie (PKU)
- Serum-Cholinesterase-Mangel
- Tay-Sachs-Krankheit (infantile amaurotische Idiotie; Gm_2-Gangliosidose I)
- Xeroderma pigmentosum

X-chromosomal-dominant
- Vitamin-D-resistente (hypophosphatämische) Rachitis

X-chromosomal-rezessiv
- Anhydrotische ektodermale Dysplasie
- Farbsehstörungen bzw. -blindheiten
- Glucose-6-Phosphat-Dehydrogenase-Mangel
- Hämophilie A
- Hämophilie B
- Muskeldystrophie vom Typ Becker (BMD)
- Muskeldystrophie vom Typ Duchenne (DMD)
- Testikuläre Feminisierung

Multifaktoriell
- Angeborene Hüftgelenkdysplasie / -luxation
- Angeborener Herzfehler, z.B.: Ventrikel-Septum-Defekt (VSD)
- Diabetes mellitus (Typ 1 und Typ 2)
- Hypertrophische Pylorusstenose
- Kongenitale Klumpfußdeformität
- Lippen-Kiefer-Gaumen-Spalte (LKG)
- Neuralrohrdefekte, z.B.: Spina bifida, Anenzephalie
- Schizophrenie

14 Stichwortverzeichnis

Fett formatierte Seitenzahlen weisen auf Überschriften hin.

21-Hydroxylase-Mangel 13
AB0-System 62
Abstammung
    uniparentale 26
Abstammungsnachweis **62**
Acetyliererstatus 58
Achondroplasie 9, **29**
Adrenogenitales Syndrom **13**
Aflatoxin 8
akrozentrisch 11
Akrozephalosyndaktylie **30**
Albinismus
    totalis **37**
Alkoholabusus 59
Alkoholsyndrom
    embryofetales **59**
Allel 24
Allele
    multiple 8, 62
Allelie
    multiple **25**, 34, 35
Alter
    des Vaters 9
Amenorrhoe
    primäre 17
Amniozentese **59**
Amplifikation
    DNA 61
Analatresie 16
Anämie
    hämolytische 39
Anenzephalie **48**
Angelman-Syndrom 26
Antimalaria-Mittel 39
Antizipation 19, 28
Aortenisthmusstenose 17
Apert-Syndrom **30**
Apnoe 58
Ashkenasi 36
Ashkenasi-Juden 52
Ataxie
    spinozerebelläre 19
Ateminsuffizienz 35
Ausprägungsgrad
    unterschiedlicher 24
Azoospermie 18

Barr-Körper 42
Barr-Körperchen **11**
Basenaustausch
    singulärer 8
Bayessches Theorem 28
BCR-ABL 14
Behinderung
    geistige 14, 15, 16, 19, 34
Beratung
    genetische 39, 47, **59**
Blindheit 36
BMD 44
Brachydaktylie 16
Brachyzephalus 16
Bronchiektase 35
Brushfield-Fleck 16
Burkitt-Lymphom 61
Café-au-lait-Fleck 30
CAG 28
CAG-Repeat
    Instabilität 28
CAG-Repeatlänge 28
CAP-Sequenz 6
Carter-Effekt 47, 48
CATCH 22 61
CFTR-Gen 35
CFTR-Protein 35
Chlorid-Ionenkanal 35
Chondrodystrophie **29**
Chorea Huntington 19, 28
Chromosom **11**
    Philadelphia- 14
Chromosomenaberration **14**
    Häufigkeit von 20
    numerische der Autosomen .. **15**
    numerische der Gonosomen . **17**
    strukturelle **14**
Chromosomenanalyse 60
Chromosomenmosaik 21
Chromosomentranslokation 10
CML 14
c-myc 61
Code
    genetischer **5**
Code-Sonne 5
Compound-Heterozygotie ... **25**, 33
Cri-du-chat-Syndrom 14

degeneriert 5
Deletion 9, 10, **14**, 43, 61
Demenz 28
Denaturierung
    DNA 61
Deuteranomalie 42
DF508 35
Diabetes mellitus **47**
    Typ 1 47
    Typ 2 47
Diagnostik
    genetische **59**
    pränatale 13
Diät
    phenylalaninarme 33
Dibucainzahl 58
DiGeorge-Syndrom 61
Dihydrotestosteron 12
diskordant 51
Disomie
    uniparentale **26**
DMD **43**
DNA **5**
    mitochondriale 5, 7
DNA-Methylierung 26
DNA-Mismatch-Reparatur-
    System 30
DNA-Moleküle
    ringförmige 7
DNA-repeats
    Vermehrung von **19**
DNA-Sonde 61
Doppelstrang 5
Down-Syndrom **16**, 60
Drumstick 11
Ductus Botalli
    offener 59
Duodenalatresie 16
Duodenalstenose 16
Duplikation 5, 9, 14
Dysmorphiezeichen
    kraniofaziales 15, 59
Dysplasie
    anhydrotische ektodermale .. **42**
Dystrophie
    Myotone 19, **30**
Dystrophin-Gen 44

Edwards-Syndrom 15
Eineiige
   Berechnung **50**
Eineiigkeit **49**
Einzelstrang 5
Endometriumkarzinom 30
Enzym
   lysosomales 34
Epikanthus 16
Erbgang
   autosomal-dominanter **27**
   autosomal-rezessiver **31**
   X-chromosomal-dominanter **38**
   X-chromosomal-rezessiver .. **39**
Erbkrankheit
   Liste von **72**
Erbprognose
   empirische 47
Eukaryont 6
Europäer 52
Exon 6
Expressivität **24**, 46
Faktor-IX-Protein 41
Faktor-VIII-Protein 40
Familienanamnese 39
Farbsehstörung **42**
Faszienbiopsie 11
Fava-Bohne 39
Fehlbildung
   angeborene **59**
Feminisierung
   testikuläre 12
Fibrillin-1-Gen 30
Finger
   Beugekontraktur 15
FISH **61**
Fluoreszenz-in-situ-
   Hybridisierung **61**
Folsäure 48
Fortpflanzungsgemeinschaft 52
Fragiles-X-Syndrom **19**
Frame shift-Mutation **9**
FSH 18
Fusion
   zentrische 16
Fusionsgen 14
Fußform
   auffällige 15
Geburtsgewicht
   niedriges 15
Genaktivität
   Regulation der **6**
Genaufbau 6
Gendrift 52

Genetic compound 25
Genetik
   formale **24**
Genom
   mitochondriales 7
Geschlecht
   chromosomales 13
   standesamtliches **13**
Geschlechtsbegrenzung **25**
Glucose-6-Phosphat-Dehydro-
   genase-Mangel **39**, 52
Glukokortikoid 13
Gm_2-Gangliosidose I **36**
Gonade 25
Gonadenentwicklung 25
Gowers-Zeichen 43
Gründereffekt 53
Grundlagen
   molekulare **5**
Guthrie-Test 33
Gynäkomastie 18
Habitus
   männlicher 18
   weiblicher 12
hairless woman 12
Hämoglobin 8
Hämolyse 39
Hämophilie A **40**
Hämophilie B **41**
Haptoglobinsystem 62
Hardy-Weinberg-Formel **53**
Hautbiopsie 11
Hauttransplantation
   reziproke 49
HbS 8
hemizygot 39, 53
Hemizygotie
   genetische **24**
Herzfehler 15, 16, **48**, 59
Heterodisomie **26**
Heterogenie **24**, 34
Heterogenität
   genetische **24**
Heteroplasmie 7
heterozygot 38
Heterozygotenfrequenz 53
Heterozygoten-Vorteil **25**
Hexadaktylie 15
Histon 6
HLA-B27 62
HLA-Gruppe 13
HLA-System **62**
HNPCC-Syndrom 30
Hochwuchs 18, **20**

Hoden
   kleiner 18
   vergrößerter 19
homozygot **39**
Homozygotenfrequenz 53
Homozygoter 27
Hüftgelenkdysplasie
   angeborene **47**
Hüftgelenkluxation
   angeborene **47**
Huntingtin-Gen 28
Hurlersche Krankheit **34**
Hyperaktivität 19
Hypercholesterinämie
   familiäre 30
Hyperkinesie 28
Hyperlipoproteinämie
   Typ II A **30**
Hyperlordose 43
Hypermethylierung 10
Idiotie
   amaurotische **36**
Imprinting
   genomisches **26**
Imprinting-Effekt 28
INH 58
Innenohrschwerhörigkeit 59
Innenohrtaubheit 59
Insertion 9
Interphasezelldiagnosik 61
Intron **6**
Inversion **14**
   parazentrische **14**
   perizentrische **14**
Iris 30
   Fleck 16
Isochromosom **14**
Isodisomie **26**
Isonikotinsäurehydrazid 58
Kartierung
   von Genen 61
Karyogramm **21**, **22**, **23**
Karyotyp **11**
Katarakt 30, 59
Katzenschrei-Syndrom **14**
Keimbahn 9
Keimbahnzelle 9
Keimzellmosaik **25**
Kern-DNA 6
Kerngeschlecht 11
Klinefelter-Syndrom **18**
Klitorishypertrophie 13
Klumpfußdeformität

kongenitale 47
Knochenmark 11
Knudson-Theorie 9
Kodominanz 24
Kolon-Karzinom-Syndrom
    hereditäres nicht-polypöses .. 30
Konkordanz 46, 51
Kurzkopf 16
Lebersche Optikusatrophie 7
Leserahmen
    Verschiebung 9
Leukämie
    chronisch myeloische 14
Leukämie-Risiko 16
Lichtempfindlichkeit 37
Lidachse 16
Lippen-Kiefer-Gaumen-
    Spalte 15, **47**, 49
Lisch-Knötchen 30
Lynch-Syndrom 30
Lyon 11
Lyonisierung **11**
M. Bechterew 62
M. Gaucher 52
M. Huntington **28**
Madelung-Deformität 17
Malaria tropica 25
Malaria-Resistenz
    der Heterozygoten 8, 40
Manifestationsalter 28
Manifestationsgrad 24
Marfan-Syndrom 30
Markerchromosom 61
Marker-X-Syndrom **19**
Martin-Bell-Syndrom **19**
Mekonium-Ileus 35
Melanin 37
Mendel-Erbgang **24**
Mendel-Vererbungsregeln
    Abweichungen 7
Metaphase 60
Migration 52
Mikrodeletion 61
Mikrophthalmie 15
Mikrosatelliteninstabilität 30
Mikrozephalie 15, 59
Minderwuchs 17
    intrauteriner 59
    mikromeler 29
Mineralokortikoid 13
Missense-Mutation 61
Mitochondrium 7
MN-Blutgruppensystem 24
MN-Blutguppensystem 62
Monosomie
    partielle 14
Monosomie X **17**
Mosaik 17
    chromosomales **21**
    Keimzell- **25**
Mosaikorganismus 39
mRNA 6
    reife 6
MSI 30
mtDNA 7
Mukopolysaccharidose
    Typ I **34**
Mukoviszidose **35**, 52
Multiple Allelie **25**
Mundschleimhaut 11
Muskelatrophie
    infantile spinale **37**
Muskeldystrophie
    infantile progressive **43**
    Typ Becker **44**
    Typ Duchenne **43**
Muskelhypotonie 16
Mutation **8**
    dynamische **19**
    Ursache 8
Mutationsrate 9
Myotone Dystrophie 19, **30**
N-Acetyl-Hexosaminidase A 36
N-Acetyltransferase-Mangel **58**
Narkosezwischenfall 58
Nebennierenrinden-Hyperplasie
    kongenitale **13**
Nephroblastom 10
Neugeborenenperiode
    unauffällige 43
Neumutante 27
Neumutation 29, 30
Neumutationsrate 9
Neuralrohrdefekt 48
Neurofibromatose
    Typ I **30**
Nitrofurantoin 39
Nitrosamin 8
Non-disjunction 18
    meiotisches 16
    postzygotisches 21
Non-Histon-Protein 6
Ödem
    dorsonuchales 16
Ohrmuschel
    fehlgeformte 16
Onkogen **10**, 61
Operator 6
Osteoporose 18
Panmixie **52**
Papillarleistenmuster **62**
Pärchenzwilling 50
Pätau-Syndrom **15**
PCR **61**
Penetranz **24**, 27
Phänotyp 24
Phenylalanin 35
Phenylketonurie **33**, 52
Philadelphia-Chromosom **14**
Philtrum 59
PKU **33**
    maternale 34
Pleiotropie **24**, 30
Poly-A-Schwanz 6
Polyglutamin 28
Polymerase-Ketten-Reaktion 61
Polymorphismus 61
    genetischer **25**
Polyneuritis 58
Polyphänie **24**
Population **52**
Populationsgenetik **52**
postmeiotisch 17
Prader-Willi-Syndrom 26
Pränataldiagnostik 13
Primaquin 39
processing 6
Prokaryont 6
Protanopie 42
Protein
    mitochondriales 7
Pseudocholinesterase-Mangel ... **58**
Pseudodominanz 31
Pseudohermaphroditismus
    femininus **13**
Pseudohermaphroditismus
    masculinus **12**
Pseudohypertrophie
    der Waden 43
Pterygium colli 17
Punktmutation **8**
Pylorusstenose
    hypertrophische **48**
Rachitis
    hypophosphatämische **38**
    Vitamin-D-resistente **38**
Radiusepiphyse 17
Regulator 6
Reparaturgendefekt 37
repetitiv 5

Restriktionsendonuklease **60**
Restriktionsenzym **8, 60**
Restriktionsfragment-
    Längenpolymorphismus **60**
Retardierung
    geistige 34, **59**
    psychomotorische **59**
Retinoblastom **9**
Rezeptordefekt 12, **30**
RFLP **60**
Rhesus-System **62**
Robertsonsche Translokation **16**
Rötelembryopathie **59**
Röteln **59**

Salzverlust **13**
Sandalenlücke **16**
Schizophrenie **51**
Schweißdrüse **42**
Schweiß-Test **35**
Schwellenwerteffekt **46**
Selektion 9, **52**
    geringe **28**
Selektionsvorteil **25**
Serum-Cholinesterase-Mangel .. **58**
Sichelzellanämie **8, 52**
Sichelzellanämie-Gen **25**
Sichelzellhämoglobin **8**
Spermatogenese **18**
Spina bifida **48**
Spleißen **6**
Splicing **6**
Spondylitis ankylosans **62**
Spontanabort **20**
SRY-Gen **13**
Sterilität 18, **35**
    beim Mann **20**
Steroidhormonsynthese **12**
Steroidstoffwechsel **13**
Stoffwechseldefekt **58**
Strahlung
    ionisierende 8, **9**
    UV- **8**
Streak-Gonade **17**
Substitution 8, **9**
Succinyldicholin **58**
Süditaliener **52**
Sulfonamid **39**
Syndrom
    Adrenogenitales **13**
    Angelman- **26**
    Apert- **30**
    Cri-du-chat- **14**
    DiGeorge- **61**

Down- **16**, 60
Edwards- **15**
Fragiles-X- **19**
HNPCC- **30**
Katzenschrei- **14**
Klinefelter- **18**
Kolon-Karzinom- **30**
Lynch- **30**
Marfan- **30**
Marker-X- **19**
Martin-Bell- **19**
Pätau- **15**
Prader-Willi- **26**
Triple-X- **18**
Turner- **17**
Ullrich-Turner- **17**
XXX- **18**
XYY- **18**

Tay-Sachs-Krankheit 36, **52**
Teilung
    transversale **14**
Telomerregion **61**
Testosteron **12**
Transformation
    maligne **10**
Transkription **6**
Translation **6**
Translokation **60**
    balancierte **21**
    reziproke **14**
    Robertsonsche **16**
Translokationstrisomie **16**
Treppensteigen **43**
Trinukleotid-Repeat-
    Verlängerung **19**, 28
Triplett **9**
Triplettexpansions-Erkrankung **19**
Triple-X-Syndrom **18**
Trisomie
    13 *See* Pätau-Syndrom
    18 *See* Edwards-Syndrom
    21 *See* Down-Syndrom
    freie **16**
    X *See* XXX-Syndrom
Tumor
    hereditärer **10**
Tumordisposition 30, **37**
Tumor-Supressor-Gen **10**
Turner-Syndrom **17**
Two-Hit-Modell **9**
Tyrosinase-Mangel **37**

Ullrich-Turner-Syndrom **17**
Ultraschall-Untersuchung 8, **48**
Umwelt **51**

universell **5**
Uterus
    fehlender **12**
UV-Strahlung **8**

Veitstanz
    erblicher **28**
Ventrikel-Septum-
    Defekt 15, 16, **48**
Vererbung
    extranukleäre **7**
    maternale **7**
    multifaktorielle **24**, 46
    polygene **46**
    zytoplasmatische **7**
Vierfingerfurche **16**
Vierfüßerstellung **43**
Virilisierung **13**
Virus 8, **9**
Virusinfektion **10**
VSD 15, 16, **48**

Wachstumsstörung **17**
Wachstumsverzögerung
    intrauterine **15**
Wanderung **53**
Westafrikaner 8, **52**
Wiederholungsrisiko 25, 39, **47**
Wiegenkufenfuß **15**
Wilms-Tumor **10**

X-Chromatin **11**
X-Chromosom **11**
    brüchige Stelle am **19**
    fragiles **19**
    Inaktivierung **39**
    spät replizierendes **11**
Xeroderma pigmentosum **37**
XXX-Syndrom **18**
XYY-Syndrom **18**

Y-Chromatin **11**

Zellproliferation **10**
Zellwachstum **10**
zentrische Fusion **16**
Zentromer **14**
Zunge
    gefurchte **16**
Zweieiigkeit **49**
Zwei-Treffer-Theorie **9**
Zwilling **49**
    Häufigkeit von **50**
Zwillingsmethode **51**
Zystische Fibrose **35**
Zytostatikum 8, **9**

β-Thalassämie **52**